Franzius

Dr. Nadine Berling

ENTZÜNDUNGEN

NATÜRLICH BEHANDELN

DIE GRÜNE TASCHENAPOTHEKE

Ratgeber

Ein Buch aus dem FRANZIUS VERLAG

Cover: Simone C. Franzius
Bilder: Dr. Nadine Berling, Pixabay. Freepik.com
Korrektorat/Lektorat: Dr. Michael Kracht
Verantwortlich für den Inhalt des Textes
ist die Autorin Dr. Nadine Berling
Satz, Herstellung und Verlag: Franzius Verlag GmbH
Druck und Bindung: BoD, Norderstedt

ISBN 978-3-96050-203-6 (Hardcover)

Die Deutsche Nationalbibliothek verzeichnet diese Publikation in der Deutschen Nationalbibliografie; detaillierte bibliografische Daten sind im Internet über http://dnb.dnb.de abrufbar.

INHALT

Rechtlicher Hinweis

Dieses Buch führt keine Diagnosen, Therapien, Behandlungen im medizinischen Sinne durch und es wird auch keine sonstige Heilkunde im gesetzlichen Sinne ausgeübt.

Das Buch ersetzt keine ärztlichen oder heilpraktischen Behandlungen. Für medizinischen Rat konsultieren Sie bitte einen qualifizierten Arzt.

Die Verantwortung für Ihre medizinische Versorgung liegt allein bei Ihnen.

Befinden Sie sich in psychotherapeutischer oder ärztlicher Begleitung oder nehmen Medikamente, so ist ein klärendes Gespräch mit Ihrem Arzt vor Anwendung der in diesem Buch geschilderten Maßnahmen nötig.

Es werden keine Heilversprechungen abgegeben.

Der Verlag und die Autorin haften für keine nachteiligen Auswirkungen, die in einem direkten oder indirekten Zusammenhang mit den Informationen stehen, die in diesem Buch enthalten sind.

Vorwort

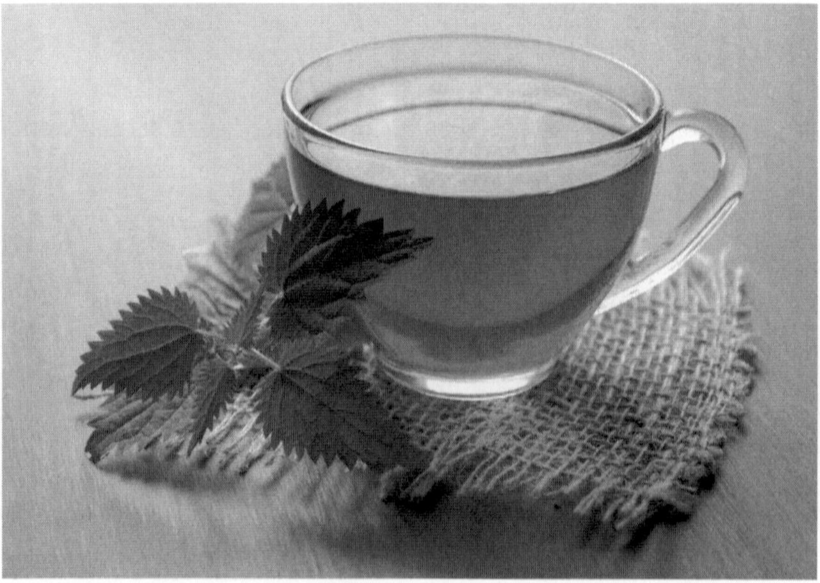

Sanft und natürlich gegen Entzündungen

Während meiner ersten Vorlesung »Die Ernährung des Menschen« stellte damals die Professorin sinngemäß die Frage, ob der Verzehr von Schokolade ungesund sei und wer diese Meinung teile. Sie können sich vorstellen, dass die meisten Hände nach oben schnellten. Als Nächstes fragte sie, ob »man« vom Schokoladenverzehr sterben würde. Nun standen vielen meiner Mitstudenten Fragezeichen ins Gesicht geschrieben und ich beantworte die Frage reflexiv mit einem Nein. Wie sich herausstellte, wollte die Professorin uns für das Thema sensibilisieren und uns zum Nachdenken anregen, um Lebensmittel nicht sofort in Schwarz und Weiß einzuteilen. Selbstverständlich begünstigt ein übermäßiger Schokoladenverzehr auf Dauer gesundheitliche Risiken, aber wie so oft kommt es auf Regelmäßigkeit, Qualität und Menge an. Ein zu viel an Schokolade etwa begünstigt Übergewicht und damit die Bildung von Fettpölsterchen. Die wiederum schütten entzündungsfördernde Botenstoffe aus, sodass die Gefäße des gesamten Herz-Kreislaufsystems geschädigt werden: Die Rede ist von stillen, inneren Entzündungen, die einen großen Teil dieses Buches einnehmen. Im ersten Teil dieses Ratgebers erfahren Sie zunächst das Wichtigste über Entzündungen und wie diese mit Unterstützung der Natur und Hausmitteln positiv beeinflusst werden können. Hierbei spielen Heilpflanzen, Mineralien, tierische Produkte, die Ernährung und Bewegung wichtige Rollen. Der zweite Teil des Buches ist Hausmitteln bei akuten Entzündungen gewidmet. Ob akute Entzündungen der Haut, der Schleimhaut, der Organe oder Gelenke: Die Apotheke der Natur bietet viel zur Behandlung leichter Beschwerden. Im dritten Teil dieser grünen Taschenapotheke dreht sich alles um stille Entzündungen und wie sie diesen vorbeugen oder wie sie die Reize beseitigen können. Auch auf ein überaktives Immunsystem und welche Hausmittel helfen können, wird in diesem Teil eingegangen.

Entzündungshemmende Heilpflanzen und Hausmittel

Die Natur hat eine breite Auswahl entzündungshemmender Heilpflanzen hervorgebracht, die den Körper dabei unterstützen äußere und innere Entzündungen zu löschen. Um welche natürlichen Helfer es sich handelt und wie sie richtig angewendet werden, erfahren Sie in diesem Kapitel.

Was sind Entzündungen?

Eine Entzündung ist eine körpereigene Abwehrreaktion auf schädliche Reize. Lokal und akut, meist gegen externe Stressoren wie Fremdstoffe und Krankheitserreger, aber auch still und oft ausgebreitet im Inneren, durch Faktoren wie freie Radikale und viel Bauchfett auch ein überaktives Immunsystem.

Ursachen und Symptome

Hinter jeder Entzündung steckt ein Reiz, dem das körpereigene Immunsystem eine Abwehrreaktion entgegensetzt. Entzündungen haben viele Gesichter, denn sie zeigen sich je nach Ursache lokal begrenzt oder systemisch, akut oder still. Sie können sich sowohl von außen als auch von innen heraus äußern und sich ausbreiten. Dabei reichen ihre Ursachen von Verletzungen, über Krankheitskeime bis hin zu Strahlenschäden und Chemikalien.

Auch Autoimmunerkrankungen wie Schuppenflechte und Morbus Chron sind durch Entzündungen gekennzeichnet, die sich von innen heraus und von außen zeigen. Entzündungen äußern sich wahlweise durch akute Zeichen wie Funktionsstörungen, Schmerzen und Schwellungen, oder sie breiten sich still aus. Besonders die stillen, niederschwelligen Entzündungen können gravierende Folgen für die Gesundheit haben. Bei ihnen fehlen oft die typischen Symptome und sie schwelen dadurch lange und unbemerkt vor sich hin. Immer mehr Untersuchungen deuten darauf hin, dass diese stillen Entzündungen etwa durch zu viel Körperfett, Stress, Bewegungsmangel und eine entzündungsfördernde Ernährungsweise mit vielen tierischen Lebensmitteln begünstigt werden. So wird seit Längerem an Schnittstellen zwischen stillen Entzündungen und dem Auftreten von Erkrankungen wie Depressionen, Demenz, Darmerkrankungen und beschleunigten Alterungsprozessen geforscht.

❖ **Entzündungen zeigen sich lokal, systemisch, akut oder still.**

Die richtige Behandlung

Die richtige Therapie bei Entzündungen besteht in der Reizbeseitigung, der Linderung der Symptome und der Unterstützung der Abheilung. Dafür und auch zur Vorbeugung kennt die Apotheke der Natur viele hilfreiche Mittel, die sich einfach zubereiten und zu Hause anwenden lassen. Die ärztliche Diagnose ist dabei unerlässlich.

Beseitigung der auslösenden Reize

Die Antwort auf die Frage nach der Entzündungsursache liefert oftmals den entscheidenden Hinweis darauf, was Sie persönlich zu deren Beseitigung beitragen können und welche Heilpflanze individuell geeignet ist. Neben Verletzungen, Keimen, Umweltgiften, ultravioletten Strahlen kommen zudem die Bildung körpereigener Entzündungsförderer wie Harnsäurekristalle in Frage. Gleichzeitig spielen der achtsame Umgang mit der persönlichen Gesundheit und der Zeitfaktor herausragende Rollen. Vergegenwärtigen Sie sich, dass bei jeder Entzündung das Immunsystem besonders gefordert ist und Zeit für die Ursachenbekämpfung benötigt. Das gilt bei einem entzündeten Daumen durch einen Holzsplitter ebenso wie bei einer Erkältung oder einer Zahnfleischentzündung.

Linderung der Symptome

Manche Entzündungen lassen sich nach heutigem Stand der Forschung zwar noch nicht auslöschen, ihre Zeichen können aber durch geeignete und richtig dosierte Heilpflanzen gemildert werden. Das trifft auf Autoimmunerkrankungen wie der rheumatoiden Arthritis und der Schuppenflechte zu und ist ebenso bei Schnupfen und bei chronisch entzündlichen Lebererkrankungen der Fall. Dabei greifen viele der Pflanzeninhaltsstoffe direkt in den Entzündungsprozess ein und mildern dadurch die Symptome. Andere Heilpflanzen unterstützen hingegen das Immunsystem dabei Keime und Co. auszulöschen.

❖ **Das Immunsystem ist bei Entzündungen besonders aktiv.**

Unterstützung der Abheilung

Egal ob ein dickes Knie, ein entzündeter Darm oder ein eiternder Insektenstich: Zahlreiche Heilpflanzen haben sich als Unterstützer des Immunsystems bewährt. Ihre Extrakte verfügen dabei über sehr unterschiedliche Eigenschaften. Manche wie der Wassernabel regen etwa verwundete Haut dazu an, neue Zellen zu bilden und lassen Wunden nicht nur schneller heilen, sondern beugen der Narbenentstehung vor. Andere wie Hamamelis wirken direkt und indirekt entzündungshemmend auf die Blutgefäße und die Haut, indem sie die Bildung körpereigener Entzündungsbotenstoffe hemmen und parallel antioxidativ wirken. Wieder andere Kräuter wie die Kapuzinerkresse eignen sich zur unterstützenden Behandlung und zum Auskurieren von bakteriellen Infekten der Harn- und Atemwege.

Vorbeugung

Eine entzündungshemmende Ernährungsweise, Stressreduktion, der Abbau von Körperfett – vor allem am Bauch – sowie ein sportlich aktiver Lebensstil können so manche stille Entzündung mildern oder beseitigen. Gleichzeitig können Heilpflanzen wie die Heidelbeere oder Aronia, die reich an Antioxidantien sind, einen wertvollen Beitrag in puncto Entzündungshemmung und vorzeitiger Hautalterung liefern. Dennoch gilt: Viel hilft nicht immer viel! Denn der Körper verfügt über eigene Systeme, um zellschädigende freie Radikale zu eliminieren. Wenn Sie zu viele Antioxidantien zu sich nehmen, wird dieses System gestört und verliert an Effektivität. Anders gewichtet ist die vorbeugende Wirkung etwa bei chronisch entzündlichen Darmerkrankungen. Dass pflanzliche Arzneimittel wie etwa die indischen Flohsamenschalen die Phase der Symptomfreiheit verlängern, gilt als gesichert.

❖ **Hausmittel beugen der Entstehung von Entzündungen vor.**

Phytotherapie zwischen Erfahrung und Moderne

Heilpflanzen enthalten zahlreiche Inhaltsstoffe, die oft als Gesamtextrakt wirken und parallel mehrere Effekte entfalten. Deshalb kommen viele Heilpflanzen bei teils sehr verschiedenen Anwendungsbereichen zum Einsatz. Viele Pflanzen sind sowohl innerlich sowie äußerlich eingesetzt wirksam.

Nicht zu verwechseln ist die Phytotherapie mit der Homöopathie. Heilpflanzen enthalten bioaktive Inhaltsstoffe in messbaren Konzentrationen. Bei homöopathischen Präparaten werden die eingesetzten Substanzen üblicherweise so stark verdünnt, dass sie nicht mehr nachweisbar sind. Eine Ausnahme stellen die sogenannten Urtinkturen von homöopathischen Präparaten dar. Bei ihnen handelt es sich um zumeist alkoholische Pflanzenauszüge, die unverdünnt eingesetzt werden. Sie entsprechen einer herkömmlichen Heilpflanzentinktur und können daher medizinische Wirkungen auslösen.

Herkunft: Erfahrungsmedizin

Die Wurzeln der Traditionellen Europäischen Medizin (TEM) reichen ebenso wie die der Traditionellen Chinesischen Medizin, Ayurveda und Indianermedizin Südamerikas weit in die Vergangenheit zurück. Egal, auf welchen Erdteil Sie auch blicken, in allen ursprünglichen Medizinsystemen kommen Heilpflanzen-Extrakte zur Vorbeugung und Therapie von Erkrankungen zum Einsatz. Eine Besonderheit für die Entwicklung der TEM ist, dass die Versorgung kranker Menschen bis zum Jahr 1130 vorwiegend in Klöstern erfolgte. In diesem Jahr verbot die

Kirche den Nonnen und Mönchen wegen der Zweifachtätigkeit ihr medizinisches Wirken. Aus diesem Grund konnten sich neue Berufsgruppen entwickeln, wie die des Baders und des »Wundarztes«. Da Bakterien oder Pilze als Krankheitserreger zu dieser Zeit noch niemand kannte, wurden Eingriffe wie der Aderlass zu einem echten Roulettespiel mit ungewissen Ausgang. Gleichzeitig hielten sich antike und veraltete Behandlungsmethoden für die nächsten Jahrhunderte hartnäckig. Von der heute bekannten konventionellen Medizin (Schulmedizin) wird erst seit der Mitte des 19. Jahrhunderts gesprochen. Konventionelle Mediziner setzen auf beweisgestützte, wirksame Therapien. Die moderne Phytotherapie ist Teil der konventionellen Medizin und findet nach und nach zunehmend Akzeptanz innerhalb von Anwendern und medizinischen Fachgruppen.

❖ **Das Wissen aller Medizinsysteme beruht auf Erfahrung.**

Zukunft: Bestandteil einer integrativen Medizin (Naturheilkunde und Schulmedizin)

Viele Menschen denken bei dem Wort »Heilpflanzentherapie« an eine sanfte, regulierende und an eine leicht esoterisch angehauchte Form der Behandlung. Gleichsam fließen beim Gedanken an die Heilpflanzen- oder Phytotherapie oftmals persönliche Erfahrungen und Traditionen mit ein. In der modernen Phytotherapie stehen diese Gedanken im Hintergrund. Für sie gelten die gleichen Ansprüche und Pflichten wie in der konventionellen Medizin. Das bedeutet, dass ihre Wirksamkeit wissenschaftlich geprüft und durch klinische Studien am Menschen belegt ist. Die Überprüfung etwa von Neben- und Wechselwirkungen spielt dabei wie bei allen Arzneimitteln ebenfalls eine Rolle. Der maßgebliche Unterschied zwischen konventionellen und pflanzlichen Arzneimitteln besteht also darin, dass ein konventionelles Präparat synthetisch hergestellte Inhaltsstoffe enthält. Pflanzliche Arzneimittel enthalten - wie der Name sagt - Pflanzen oder Pflanzenauszüge als Wirkstoff. Manche Wissenschaftler sehen die moderne Phytotherapie als einen Bestandteil der konventionellen Medizin. Dieser Ansatz ist korrekt, wobei je nach Erkrankung stets abgewogen werden muss, welches Arzneimittel die besseren Aussichten auf Behandlungserfolg für den Patienten hat. Während die meisten pflanzlichen Arzneien bei akuten Beschwerden keine Maßnahme darstellen, bewähren sie sich hingegen oft in der Behandlung von chronischen Erkrankungen, leichten und mittelschweren Beschwerden und sie werden oft mit Erfolg als unterstützende Therapie verordnet.

❖ **Phytotherapie ist Bestandteil konventioneller Schulmedizin.**

Ein Beispiel hierfür ist die Blasenentzündung. Während die Erkrankung je nach Schweregrad konventionell mit Antibiotika effektiv behandelt wird, kommen pflanzliche Arzneimittel wie Extrakte aus Bärentraube und Kapuzinerkresse als Unterstützer zum Einsatz, um den Behandlungserfolg zu sichern. Auch zur Vorbeugung und zum erneuten Aufflammen von Erkrankungen eignen sich Heilpflanzen gut. In diesem Zusammenhang spielt die sogenannte »Integrative Medizin« eine zunehmende Rolle. Die Integrative Medizin zielt nicht auf Symptombekämpfung ab, sondern darauf den Körper und Geist so zu behandeln, dass er sich erholt. Es ist eine Kombination optimaler Behandlungsansätze aus konventioneller Medizin und wissenschaftlich akzeptierter Naturheilkunde. Dabei setzt die Integrative Medizin nicht nur auf die Apotheke der Natur, sondern beispielsweise auch auf Kälte-, Ernährungs- und Blutegeltherapie. Hier steht die Frage im Raum, wer die Wirksamkeit von Therapien bewertet. In Europa sind für die Beurteilung der Heilpflanzenwirksamkeit vier Institutionen von Bedeutung:

- Die Kommission E des Bundesinstituts für Arzneimittel und Medizinprodukte
- Die Gesellschaft für Phytotherapie (ESCOP)
- Die Weltgesundheitsorganisation (WHO) und
- Der Ausschuss für pflanzliche Arzneimittel (HMPC)

Am bedeutsamsten sind die Empfehlungen des HMPC´s. Der HMPC ist ein Expertengremium der Europäischen Arzneimittel-Agentur mit Sitz in Amsterdam. Wissenschaftler aus verschiedensten Bereichen, wie etwa Pharmazie, Medizin und Toxikologie beurteilen hier die Wirksamkeit und Verträglichkeit von Heilpflanzen. Die Ergebnisse sind Empfehlungen für die Zulassung pflanzlicher Arzneimittel in Europa.

❖ **Integrative Medizin zielt auf optimale Behandlungserfolge ab.**

Chancen und Grenzen der Selbsthilfe

Die Naturheilkunde und die Anwendung von Hausmitteln liegen voll im Trend. Dabei liegt die Betonung oft auf der sanften, nebenwirkungsarmen Wirkung aus der Apotheke der Natur. Dennoch blieben Heilpflanzen Arzneimittel, die falsch angewendet oder dosiert der Gesundheit schaden können. Die Anwendung von Hausmitteln als Selbstmedikation ist für viele Menschen der erste Schritt, um aufflammenden Beschwerden entgegenzuwirken oder diesen vorzubeugen. Zwar erfordert die Herstellung und der Einsatz von Hausmitteln Zeit, Motivation und ein gewisses Grundlagenwissen, für die Anwendung zu Hause sind sie aber sehr gut geeignet. Bei manchen Krankheitszeichen geht es nicht ohne ärztliche Therapie und Medikamente aus der konventionellen Medizin, etwa bei einer Lungenentzündung oder bei einem akuten Morbus Chron. Hier kann die Selbstmedikation zu einer Gefahr werden, denn die falsche Therapie kann schwerwiegende Folgen für die Gesundheit nach sich ziehen. Wie alle Arzneimittel können auch Hausmittel mit Heilpflanzen die Wirksamkeit anderer Medikamente beeinflussen oder dem entzündeten Organ schaden. Bitte erkundigen Sie sich stets zu unerwünschten Wirkungen und Wechselwirkungen VOR der Anwendung eines Hausmittels.

Gezielte Auswahl und Dosierung

Bevor Sie zum ersten Mal ein Hausmittel etwa bei einer beginnenden Gelenkentzündung oder einem Ekzem einsetzen, erkundigen Sie sich bitte im Vorfeld, welche Pflanze für Ihre Beschwerde am besten geeignet. Bei Hautekzemen sind Hausmittel aus Ringelblumenblüten oft gut geeignet. Wenn Sie jedoch eine Allergie gegenüber Korbblütlern haben, könnte das Mittel eher Schaden anrichten als helfen.

❖ **Hausmittel bieten viele Chancen. Der Einsatz hat auch Grenzen.**

Auch die richtige Zubereitung spielt eine wichtige Rolle. Am beliebtesten und bekanntesten sind Teezubereitungen. Viele Hausmittel bei Entzündungen können darüber hinaus als Bad, Kompresse, Wickel oder Waschung eingesetzt werden. Daneben gibt es Heilpflanzen, deren Einsatz als Fertigarzneimittel besser als ein Hausmittel geeignet ist. Ein Beispiel hierfür ist die Teufelskralle, die etwa bei entzündlichen Gelenkbeschwerden eingesetzt wird. Eine Zubereitung als Tee ist zwar möglich, die Extrakte aus der Wurzel schmecken aber extrem bitter, was viele Menschen ablehnen. Daneben hat ein Fertigarzneimittel hier den Vorteil, dass in jeder Dosis die identische Wirkstoffmenge vorliegt. Bei anderen Heilpflanzen besteht hingegen eine größere Spannbreite zu der Wirkstoffmenge, sodass sie sich gut zum Einsatz als Hausmittel eignen.

Wann zum Arzt?

Wenn sich Ihre Beschwerden nicht schnell bessern oder die Erkrankung einen ernsten Verlauf einnimmt, sind die Grenzen der Selbstbehandlung erreicht. Bitte beobachten Sie die Krankheitszeichen und den Prozess daher sehr genau. Gleichsam gilt, wenn Sie sich verunsichert fühlen oder skeptisch zum Erfolg der Selbstbehandlung sind, scheuen Sie nicht davor zurück, sich in medizinische Behandlung zu begeben. Bei Entzündungen im Körper und allen anderen Erkrankungen gilt, dass Sie lieber einmal mehr zum Arzt gehen sollten. Im Detail können Warnsignale bei Entzündungen ganz unterschiedlich auftreten. Aus diesem Grund finden Sie im Praxisteil dieses Buches »Entzündungen natürlich behandeln« Hinweise dazu, wann Sie zum Arzt gehen sollten.

❖ **Bei manchen Entzündungen ist der Gang zum Arzt unerlässlich.**

Die wichtigsten Inhaltsstoffe

Heilpflanzen speichern in ihrem Inneren einen reichhaltigen Cocktail unterschiedlichster Inhaltsstoffe. Manche Pflanzen zeigen ihre Stärke durch eine oder mehrere Leitsubstanzen, andere wirken nur als Gesamtgemisch. Ihre Wirkungen auf den menschlichen Körper sind sehr komplex. Moderne Verfahren in der Pharmazie ermöglichen es heute, nahezu jeden Inhaltsstoff zu identifizieren und zu isolieren. Dadurch konnten beispielsweise den Wirkmechanismen vieler ätherischer Öle und Inhaltsstoffe aus der Gruppe der Gerbstoffe auf die Schliche gekommen werden. Pflanzeninhaltsstoffe haben immer auch isoliert einen Effekt. Oft wirken sie jedoch als Gesamtextrakt wesentlich erfolgreicher, als wenn lediglich die isolierte Leitsubstanz zum Einsatz kommt.

Konzert der Wirkstoffe

Die wichtigsten Inhaltsstoffgruppen möchte ich Ihnen zusammenfassend vorstellen.

Ätherische Öle

Ätherische Öle verfügen über sehr unterschiedliche Eigenschaften auf die Gesundheit. Ihr kleinster gemeinsamer Nenner ist allerdings ihre keimhemmende Eigenschaft. Sie wirken mehr oder weniger stark ausgeprägt gegen Bakterien, Pilze und Viren. Dadurch haben Heilpflanzen mit ätherischen Ölen in der Hausapotheke bei entzündlichen Beschwerden einen hohen Stellenwert.

Bitterstoffe

Bitterstoffe bilden keine einheitliche Inhaltsstoffgruppe. Chemisch gesehen handelt es sich um verschiedene Inhaltsstoffe, deren bitterer Geschmack ein gemeinsames Merkmal darstellt. Einige dieser Bitterstoffe verfügen über ausgeprägte entzündungshemmende Eigenschaften. Darüber hinaus haben Bitterstoffe einen Einfluss auf die Verdauungsorgane.

❖ **Heilpflanzen wirken oft als Gesamtextrakt.**

Fettsäuren

Ob Öle, Butter oder Schmalz, sie alle bestehen aus Fettsäuren. Bei dem Blick auf die Gesundheit unterscheiden sich Fettsäuren hinsichtlich der Wirkungen sehr. Die verschiedenen Omega-3-Fettsäuren wirken entzündungslindernd. Heilpflanzen mit Omega-3-Fettsäuren wie Leinsamen sollten in keiner Hausapotheke fehlen. Viele Lebensmittel enthalten ebenfalls diese besonderen Fettsäuren.

Flavonoide

Das Feld der Flavonoide ist wegen der vielen Tausend Einzelsubstanzen, die allesamt Flavonoide sind, nahezu unüberschaubar. Bricht man die Wirkungen der Flavonoide auf den kleinsten gemeinsamen Nenner herunter, so lässt sich dieser mit dem Wort »Entzündungshemmung« beschreiben. Eine Untergruppe der Flavonoide sind sogenannte Anthocyane. Diese Pflanzenfarbstoffe zeichnen sich durch ihre Radikalfängereigenschaften aus und wirken antioxidativ.

Gerbstoffe

Kommt ein Gerbstoff mit der Haut oder der Schleimhaut in Kontakt, dann zieht sich deren Oberfläche zusammen. Gerbstoffe bilden zusammen mit Proteinen (die in Haut und Schleimhaut vorkommen) eine unlösliche Verbindung. Bei Entzündungen der Haut und Schleimhaut hat das den Vorteil, dass sich die Wunde schneller verschließt und Keime dadurch abgewehrt werden.

Harze

Harze sind Ausscheidungen aus dem Holz von Bäumen und dienen den Pflanzen als eine Art Wundheilungsmittel. Harze haben oft desinfizierende Eigenschaften und wirken entzündungshemmend.

Senfölverbindungen

Senfölverbindungen sind für Mensch und Tier stark reizende Substanzen. Richtig angewendet aber, profitieren Menschen von deren antibiotischen Wirkungen bei Entzündungen der Atem- und Harnwege.

❖ **Natürliche Entzündungshemmer sind im Pflanzenreich die Regel.**

Was macht eine gute Anti-Entzündungspflanze aus?

Antientzündlich wirksame Pflanzen, die sich für den Hausgebrauch eignen, zeichnen sich durch deren Anwendbarkeit, der nachweislichen Wirksamkeit sowie wenigen oder keinen unerwünschten Wirkungen aus. Je nach Heilpflanze beseitigen sie den entzündungsauslösenden Reiz, lindern Entzündungen, fördern die Abheilung oder sie können zur Krankheitsvorbeugung eingesetzt werden.

Die wichtigsten 24 Heilpflanzen

Die Apotheke der Natur hat eine breite Vielfalt an natürlichen Entzündungshemmern hervorgebracht. Je nach inhaltsstofflicher Zusammensetzung verfügen sie über unterschiedliche Wirkweisen und Wirkkraft. Sie eigenen sich für die verschiedensten Anwendungsgebiete.

Arnika (Arnica montana)

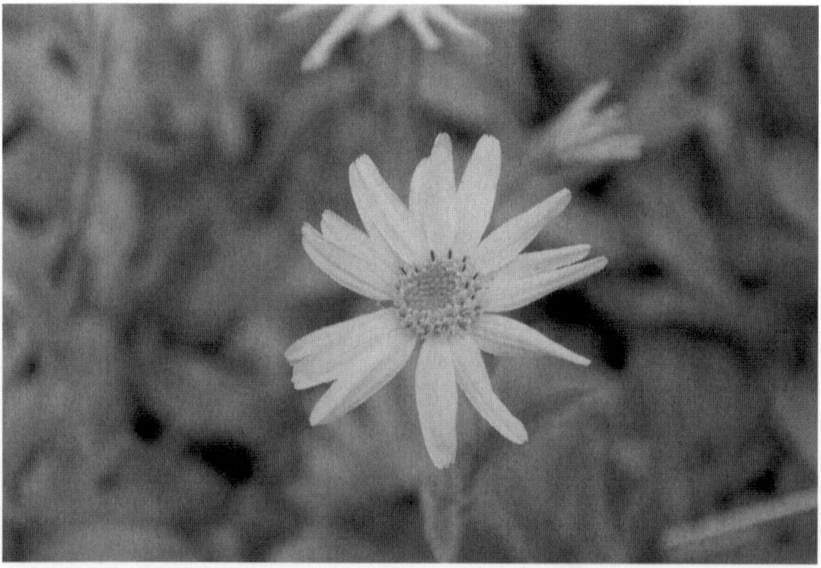

In den bergigen Regionen von Skandinavien bis nach Südeuropa fühlen sich Arnikapflanzen wohl. Durch ihre stark entzündungshemmenden Wirkungen auf die Haut, Schleimhaut und darunter liegendem Gewebe kann sie zur Linderung und Abheilung eingesetzt werden. Ihre unterstützende Wirkung bei rheumatischen Beschwerden und Entzündungen der Haut gelten als gut untersucht. Je nach Anwendungsgebiet können die Blüten der Pflanze innerlich oder äußerlich eingesetzt werden.

Aronia (Aronia melanocarpa)

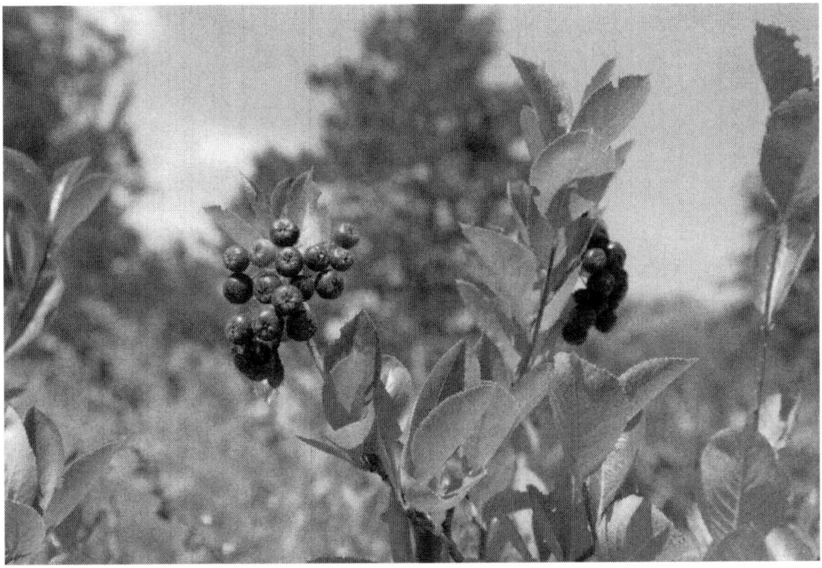

Seinen Ursprung hat der Aronia-Strauch in Nordamerika, von wo aus er nach Russland gelangte. Dort haben die Beeren in der Heilkunde eine lange Tradition. Durch ihren überdurchschnittlich hohen Anteil an Antioxidantien wirken sie vorbeugend und möglicherweise reizbeseitigend bei entzündeten Gelenken und Blutgefäßen. Die Heil- und Nahrungspflanze birgt ein großes Potenzial. Aroniabeeren werden innerlich angewendet.

❖ **Wirksame Heilpflanzen fördern die Heilung.**

Bärentraube, Echte (Arctostaphylos uva ursi)

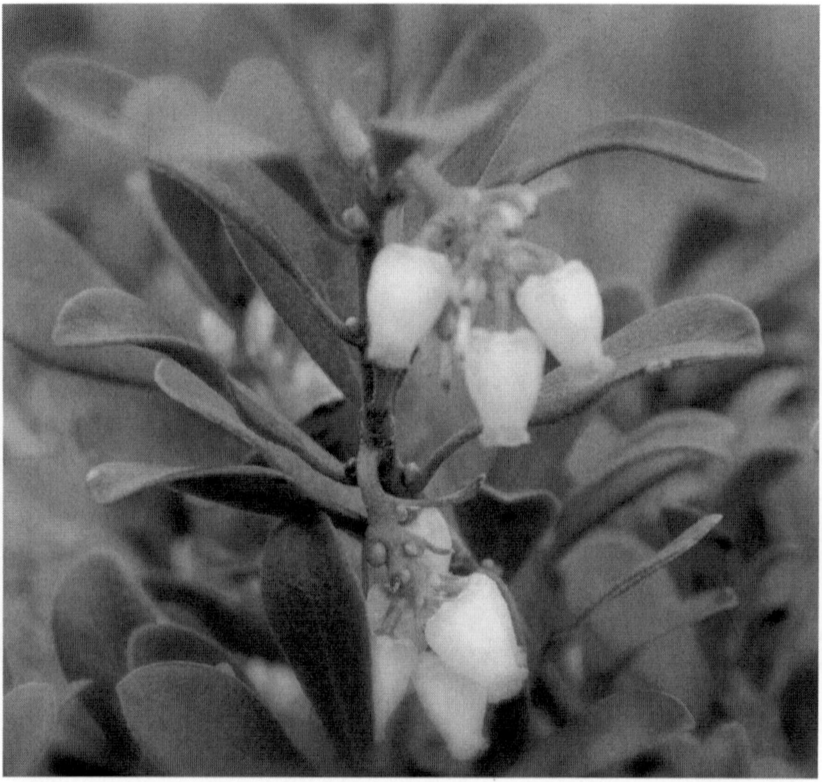

Ob in Spanien, Norwegen oder Sibirien: die Bärentraube fühlt sich überall wohl. Durch die nachweislich hemmende Wirkung auf das Wachstum und die Vermehrung von Bakterien, die für Harnwegsinfekte wie Blasenentzündung verantwortlich sind, wirkt die Pflanze dreifach. Sofern ein Arzt bestätigt, dass kein synthetisches Antibiotikum notwendig ist, kommen die Inhaltsstoffe aus den Blättern der Bärentraube zur Reizbeseitigung und Linderung zum Einsatz. Auch bei wiederkehrenden Infekten hat sich die Heilpflanze als effektiv erwiesen. Sie wird innerlich angewandt.

Beinwell (Symphytum officinale)

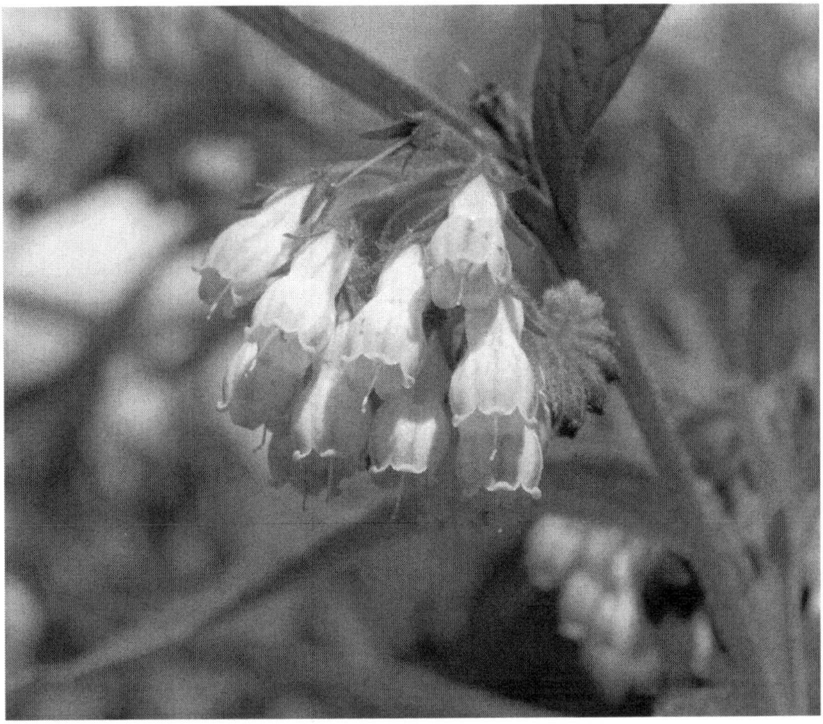

Vor allem in Europa und in Asien profitieren die Menschen schon lange von der entzündungs- und keimhemmenden Wirkung des Beinwells. Bei schmerzenden Muskeln und Gelenken wirken ihre Extrakte lindernd, bei Blutergüssen und Prellungen hingegen eher reizbeseitigend und abheilungsfördernd. Arzneimittel mit Beinwellextrakten sind in Europa zugelassen. Als Hausmittel eignen sie sich zur äußeren Anwendung.

Brennnessel (Urtica dioica oder U. urens)

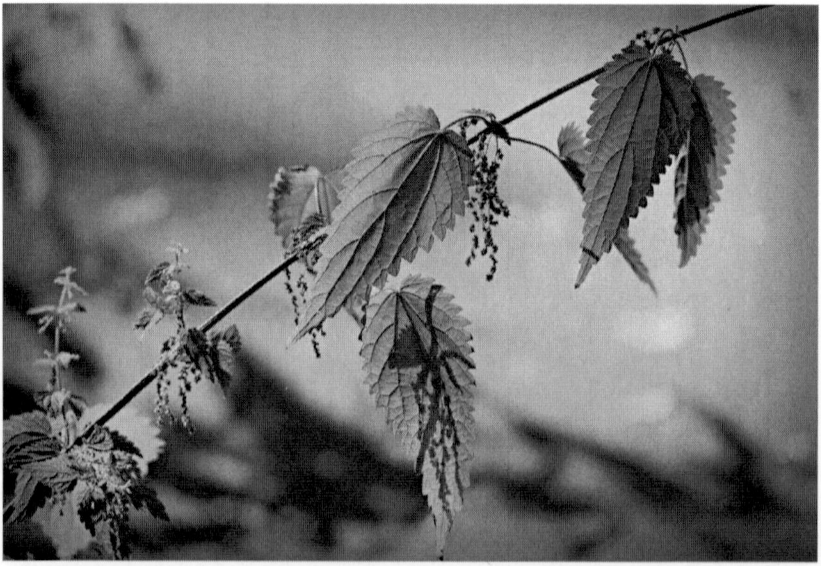

Die Heilpflanze ist über den ganzen Globus verbreitet. Sowohl ihr Kraut als auch ihre Wurzel verfügen über entzündungshemmende Eigenschaften. Während aber das Kraut mit Erfolg rheumatische Beschwerden und Blasenentzündungen lindert, bremsen die Wurzelextrakte Entzündungen bei einer gutartig vergrößerten Prostata. Die Anwendung der Brennnessel erfolgt innerlich.

Eukalyptus (Eucalyptus globulus)

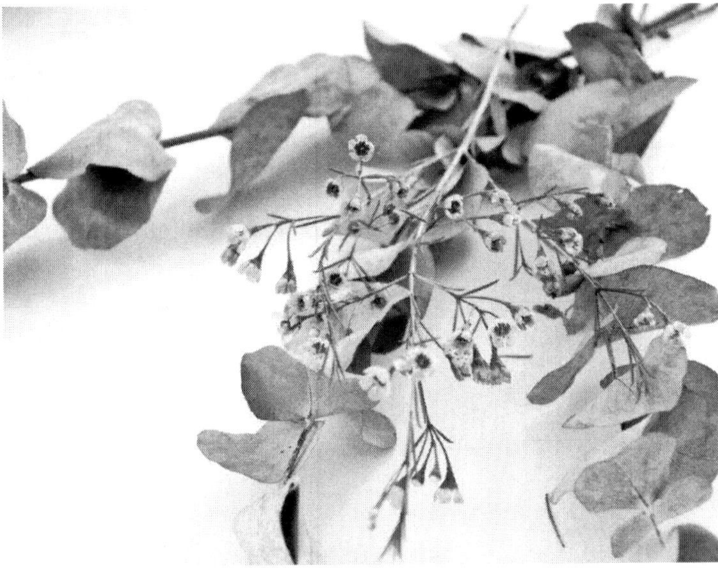

Die entzündungshemmenden und antibakteriellen Wirkungen der Blätter und des ätherischen Öls des australischen Eukalyptusbaums zielen auf die Linderung und Abheilungsförderung von Atemwegserkrankungen wie Husten ab. Das reine ätherische Öl wird bei äußerer Anwendung zur Entzündungs- und Schmerzlinderung von Rheumatikern geschätzt.

❖ **Heilpflanzen lindern akute und stille Entzündungen.**

Fenchel (Foeniculum vulgare)

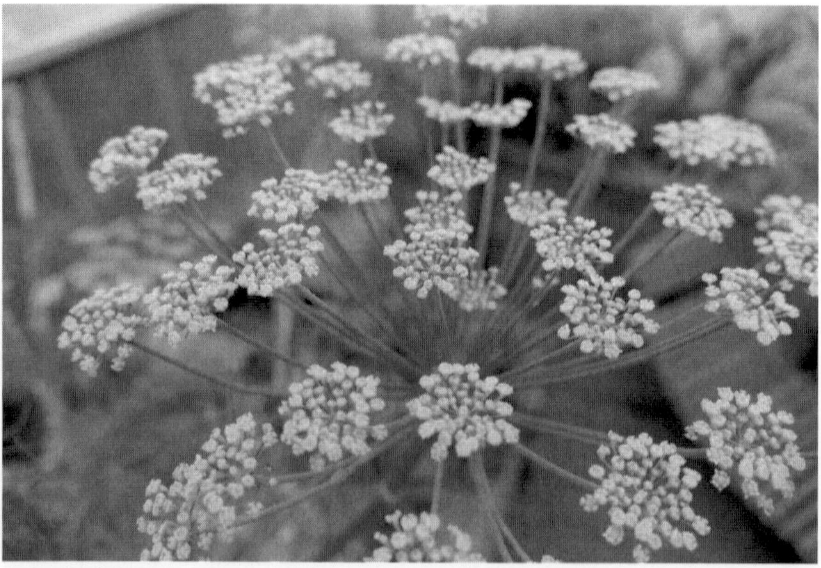

Ursprünglich ist der Fenchel im Mittelmeergebiet zu Hause. Seine Früchte speichern ätherische Öle, die isoliert oder in den Früchten als traditionelle Arznei zur Linderung und Abheilung von entzündlichen Atemwegsbeschwerden eingesetzt werden. Daneben sind Fenchelfrüchte traditionelle Arzneien bei Magen-Darmbeschwerden. Die Anwendung erfolgt innerlich.

Flohkraut, Indisches (Plantago ovata)

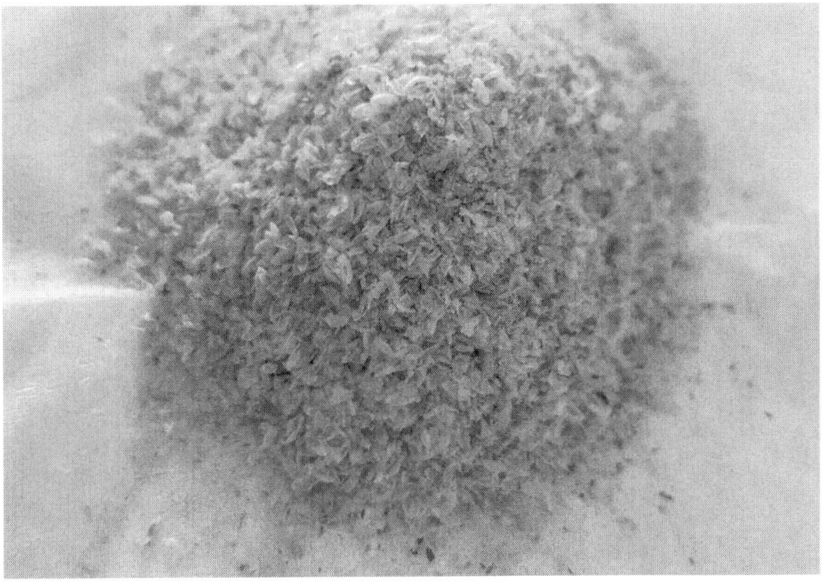

Die Schalen des Indischen Flohkraut haben es rund um den Globus zu Berühmtheit gebracht und ihre positiven Wirkungen etwa auf die Darmgesundheit sind medizinisch anerkannt. Um Entzündungen im Darm vorzubeugen, werden sie innerlich eingesetzt. Bei bestehenden Darmentzündungen dürfen sie nicht angewendet werden.

Gelbwurz-Arten (Curcuma longa und Curcuma xanthorrhiza)

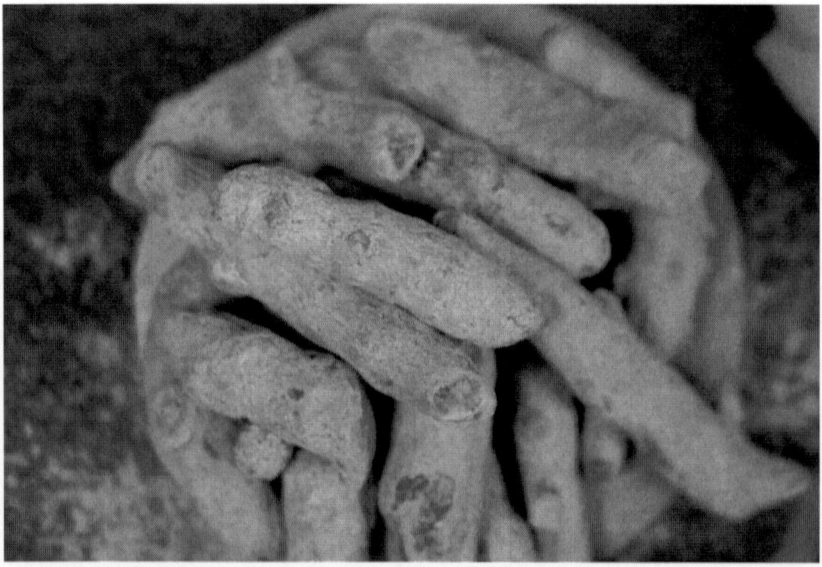

Die Wurzelkraft verbirgt sich in den Gelbwurz-Arten zunächst unterirdisch. Beide Pflanzen sind in Asien zu Hause und verfügen über antioxidative, entzündungshemmende und verdauungsfördernde Eigenschaften und sind als traditionelle Arznei bei Verdauungsbeschwerden anerkannt. Zu ihrer Anti-Krebswirkung wird ebenso wie zu der Anti-Virus-Eigenschaft geforscht. Die gemahlene Gelbwurz wird innerlich eingesetzt.

❖ **Pflanzliche Entzündungshemmer kennen keine Staatsgrenzen.**

Ginkgo (Ginkgo biloba)

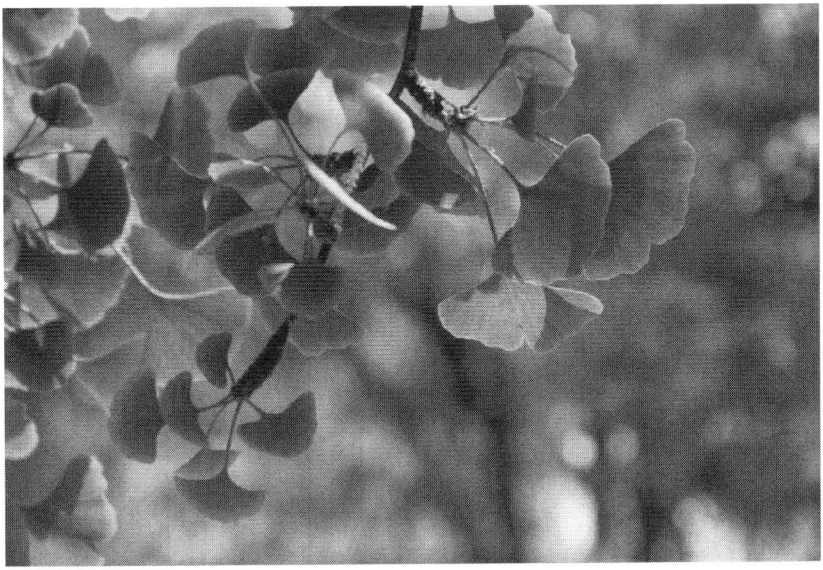

Im ostasiatischen Raum ist der Ginkgo beheimatet. Seine vielzähligen Wirkungen zielen auf die Gesundheit des Gehirns und der Blutgefäße ab. Je Anwendungsgebiet zeigen die Blatt-Extrakte reizbeseitigende, lindernder, abheilungsfördernde und präventive Eigenschaften. Der Ginkgo-Blätter-Extrakt ist gut erforscht und ein anerkanntes Arzneimittel, das innerlich als Fertigarzneimittel angewendet wird.

Ginseng (Panax ginseng, P. quinquefolius)

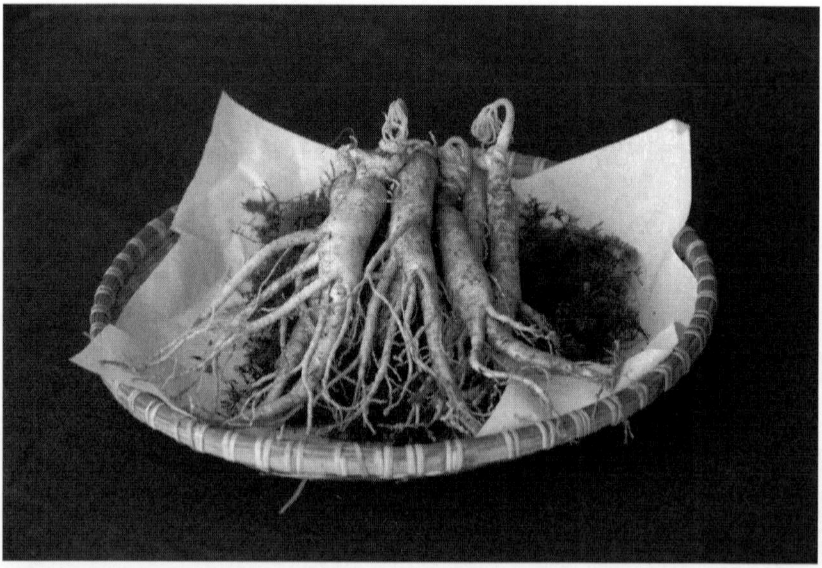

Als traditionelle Arzneimittel werden zwei verschiedene Ginsengarten eingesetzt: Der asiatische Panax ginseng und sein amerikanischer Verwandter. Die Heilpflanze vertreibt durch seine antioxidativen und immunstimulierenden Eigenschaften Müdigkeits- und Schwächegefühl. Darüber hinaus hat die Pflanze in vielen Studien ihre adaptogene Wirkung, also die bessere Anpassungsfähigkeit an Stress und Umweltgifte unter Beweis gestellt. Die Pflanzenextrakte werden innerlich eingenommen.

Goldrute, Echte (Solidago virgaurea)

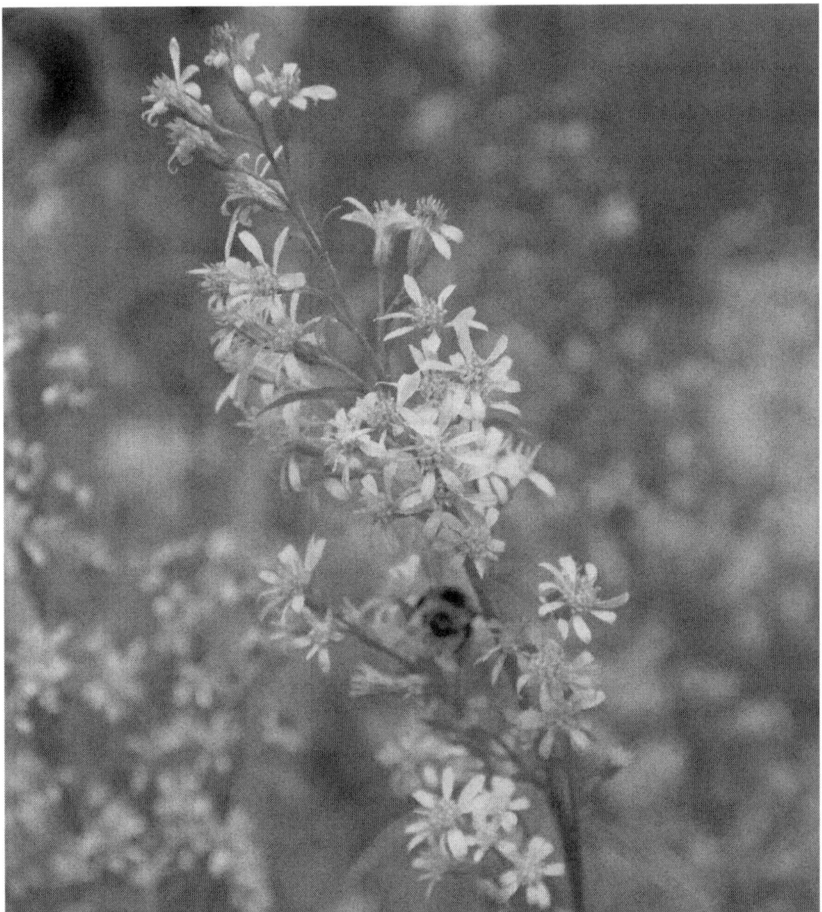

Die bis zu einem Meter hochwachsende, europäische Echte Goldrute bündelt ihre entzündungshemmenden und antibakteriellen Wirkungen rund um die Gesundheit der Harnwege. Die Extrakte aus dem Kraut wirken reizbeseitigend und lindernd bei bakteriellen Infekten der Harnwege und wirken durchspülend. Echtes Goldrutenkraut wird innerlich eingesetzt und ist als traditionelles Arzneimittel anerkannt.

Hamamelis (Hamamelis virginiana)

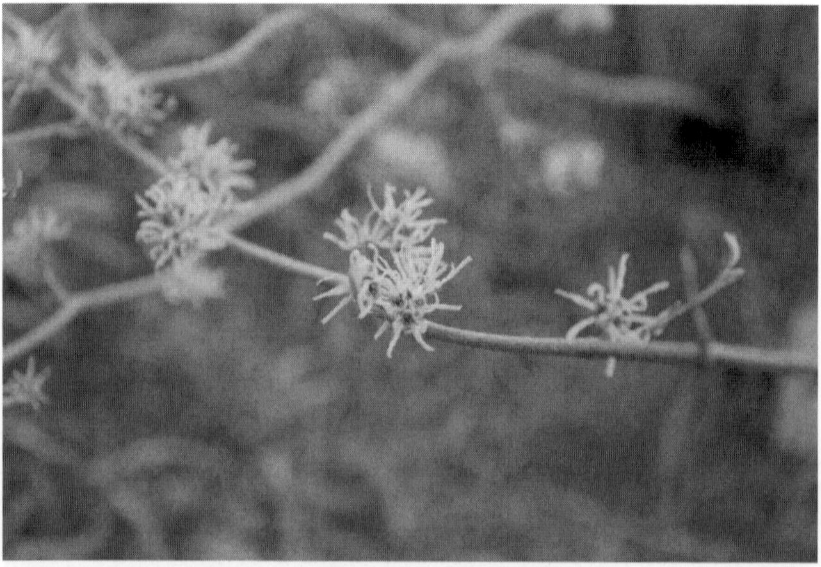

In Nordamerika nutzten die Ureinwohner die Heilkraft des Baumes lange bevor europäische Siedler den der Baum »entdeckten«. Seine Blatt- und Rindenextrakte wirken entzündungshemmend, antioxidativ, wundheilungsfördernd und juckreizlindernd. In Europa sind sie als traditionelle Arzneimittel zugelassen und können innerlich und äußerlich eingesetzt werden.

Heidelbeere (Vaccinium myrtillus)

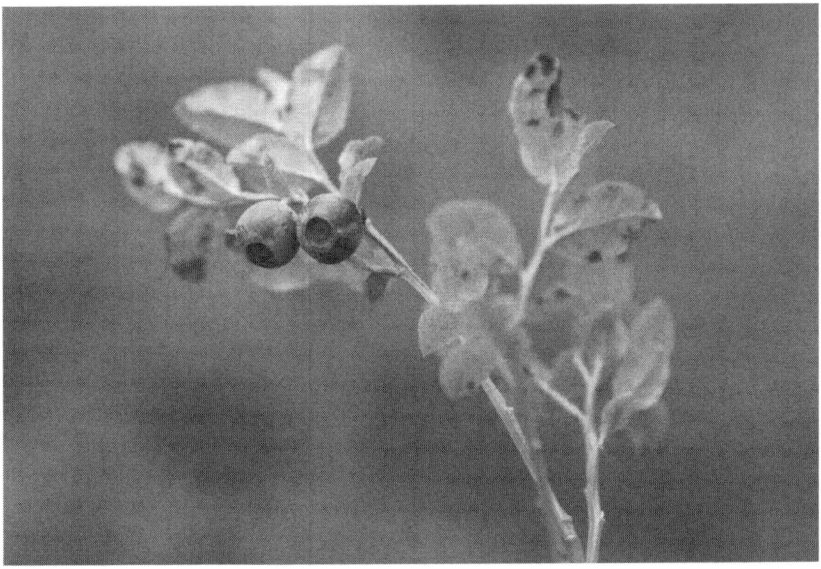

Die Heidelbeere liebt Wälder und ist im Norden Europas und Asiens zu Hause. Ihre getrockneten Früchte verfügen über ausgeprägte Radikalfängereigenschaften und wirken antiseptisch. Innerlich eingesetzt nutzen ihre Extrakte laut Weltgesundheitsorganisation etwa bei Entzündungen in Mund und Rachen und bei Sehstörungen durch Durchblutungsbeschwerden. Sie werden zudem bei Krampfadern eingesetzt.

Ingwer (Zingiber officinale)

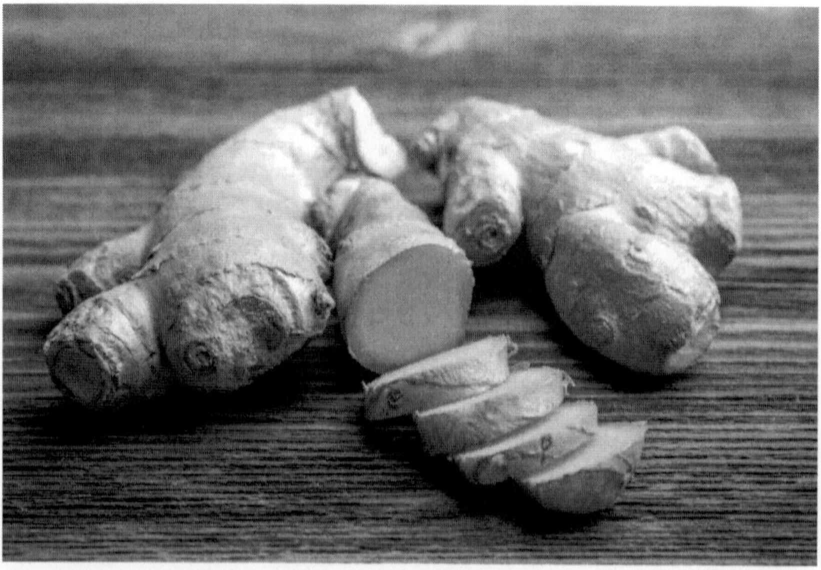

Die asiatische Knolle steht unter anderem wegen ihrer entzündungshemmenden und virostatischen Eigenschaften seit Langem im Rampenlicht der Forschung. Während es in der Behandlung von Reiseübelkeit ein schulmedizinisch anerkanntes Arzneimittel darstellt, wird an dessen möglicher Anti-Migränewirkung, antirheumatischen Wirkung und vielem mehr aktiv geforscht. Der Wurzelstock des Ingwers lässt sich am besten innerlich anwenden.

Kamille, Echte (Matricaria recutita)

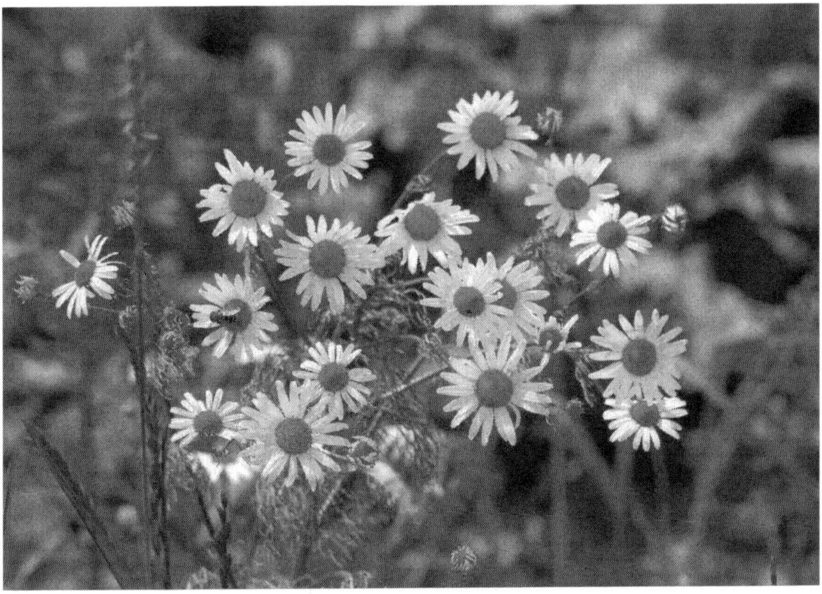

Der Lebensraum der Echten Kamille erstreckt sich über Europa bis nach Asien. Hierzulande gehört sie zu den bekanntesten und am besten untersuchten Heilpflanzen überhaupt. Zu Recht, denn ihre Blüten-Extrakte bremsen nachweisbar die Bildung von Entzündungsbotenstoffen. Angewendet werden die Blüten-Extrakte der Kamille innerlich wie äußerlich.

Kapuzinerkresse (Tropaeolum majus)

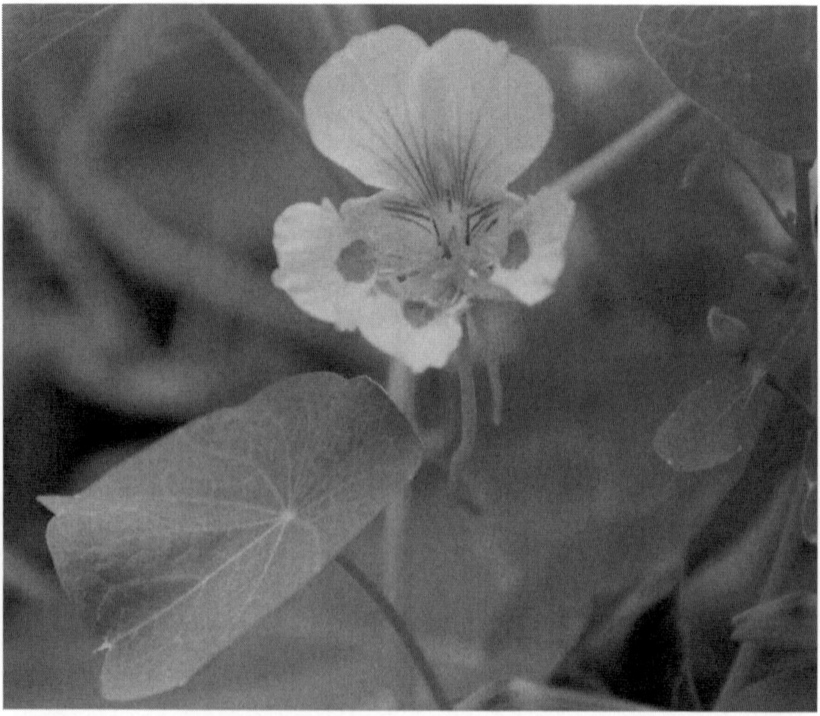

Die hübsche südamerikanische Kletterpflanze hat es wortwörtlich in sich: Die Inhaltsstoffe in Blättern, Blüten und Stängeln verfügen über antibiotische Eigenschaften und sind deshalb als Medikament zugelassen zur unterstützenden Behandlung bei Blasenentzündung und entzündlichen Erkrankungen der Atemwege. Dabei fördern die Kraut-Extrakte die Beseitigung des Reizes und sie lindern das Entzündungsgeschehen. Auch zur Vorbeugung von Neuinfektionen ist die Kapuzinerkresse innerlich angewendet geeignet.

❖ **Entzündungshemmende Heilpflanzen wachsen auf allen Kontinenten der Erde.**

Katzenkralle (Uncaria tomentosa)

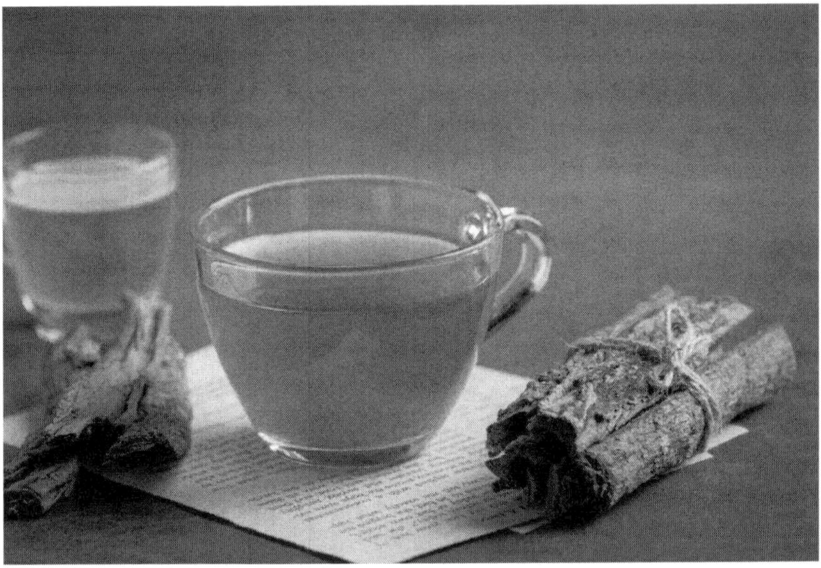

In den Ländern rund um das Amazonasgebiet wird die Wurzel der Katzenkralle schon lange bei Entzündungen und zur Stimulation des Immunsystems angewendet. Die Weltgesundheitsorganisation (WHO) empfiehlt den Einsatz der Wurzel-Extrakte zur Linderung von Gelenkentzündungen, Rheuma sowie bei Magengeschwüren. Die Heilpflanze kommt innerlich angewendet zum Einsatz.

Knoblauch (Allium sativum)

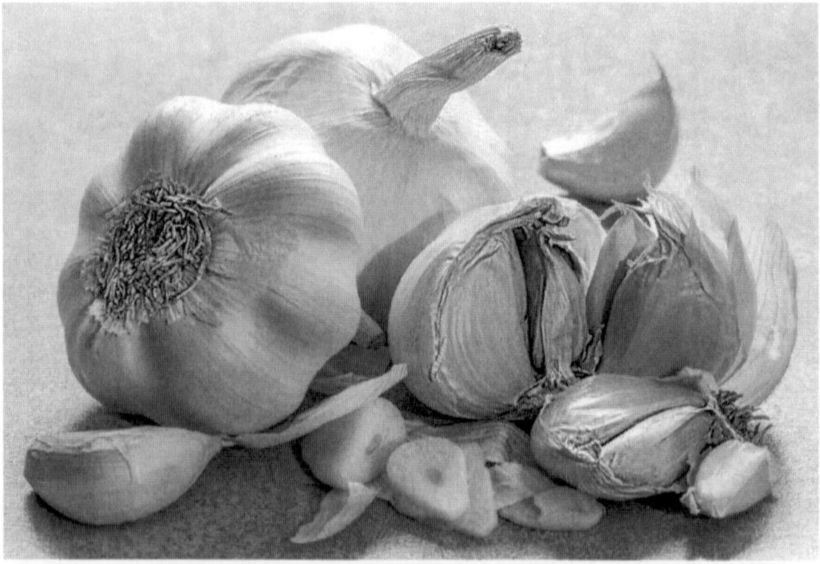

Knoblauchpflanzen sind auf der ganzen Welt zu Hause. Ihre geschälten Zehen sind ihres würzigen Geschmackes wegen und durch ihre antibakterielle und pilzabtötende Wirkung in der Naturheilkunde beliebt. Laut der Empfehlung der WHO helfen ihre Extrakte vorbeugend vor Arteriosklerose. Auch lindern sie leichten Bluthochdruck, entzündliche Atemwegserkrankungen, Harnwegsinfekte und rheumatische Beschwerden. Knoblauchextrakte werden innerlich angewendet.

Mariendistel (Silymarin) (Silybum marianum)

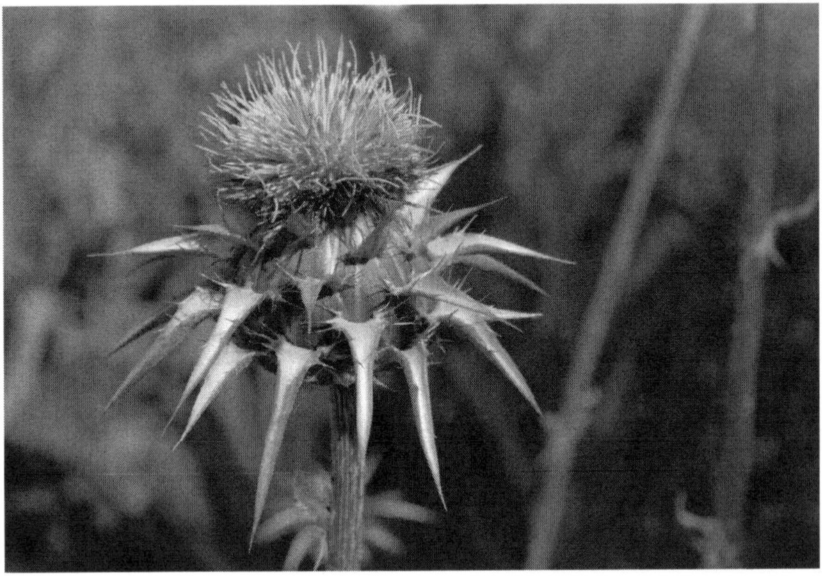

Die Mariendistel ist eine europäische Heilpflanze, deren Wirkungen sich rund um die Lebergesundheit drehen. Durch ihre antientzündlichen und antioxidativen Eigenschaften lindert sie Entzündungen der Leber und unterstützt das Organ bei der Abheilung. Die Heilpflanze ist als Arzneimittel zugelassen und ihre Anwendung erfolgt innerlich.

Myrrhe (Commiphora molmol)

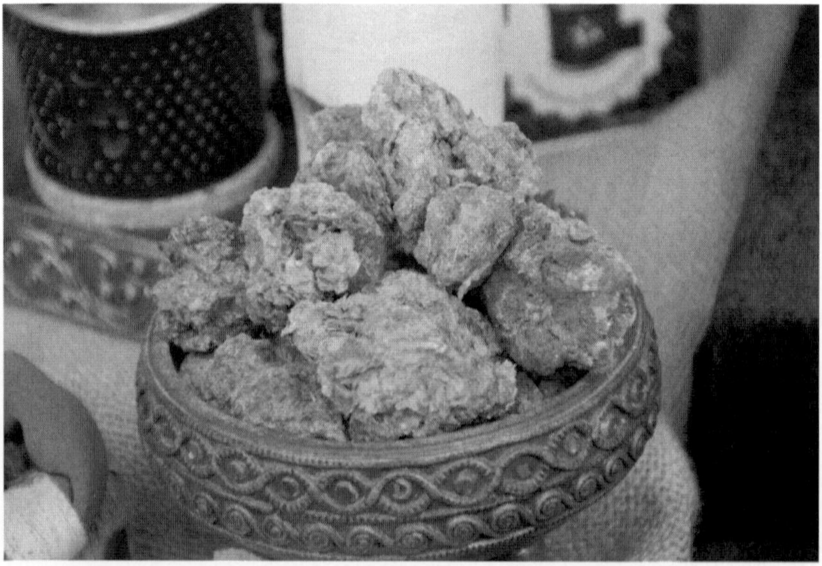

Dass das Harz des Myrrhenstrauchs ausgeprägte antientzündliche Wirkungen hat, das wussten die Menschen bis vor wenigen Jahrhunderten nicht. Dennoch kommt die Pflanze schon lange zur symptomatischen Behandlung etwa von Entzündungen der Haut und Schleimhaut sowie bei Geschwüren zum Einsatz. Dabei kommt das ätherische Öl der Myrrhe üblicherweise äußerlich zum Einsatz.

❖ **Heilpflanzen beeinflussen Entzündungen auf vielfältige Weise.**

Teufelskralle (Harpagophytum procumbens)

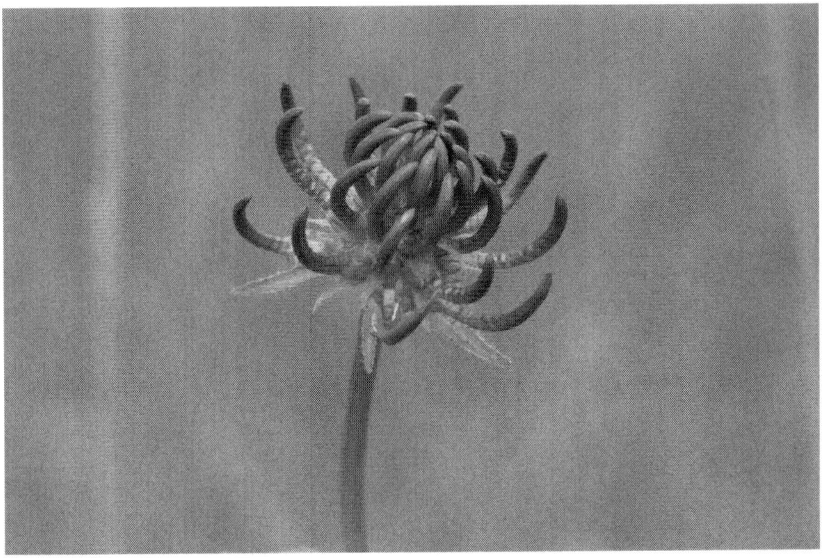

Die Wurzel der afrikanischen Teufelskralle bildet scharfe, krallenartige Dornen zu ihrer Verteidigung aus und gehört zu den am besten untersuchten und wirksamen Arzneimitteln bei entzündlichen Gelenkerkrankungen. Ihre Extrakte lindern das Entzündungsgeschehen und Schmerzen. Die Anwendung erfolgt innerlich.

Weiden (Salix alba, S. purpurea und S. fragilis)

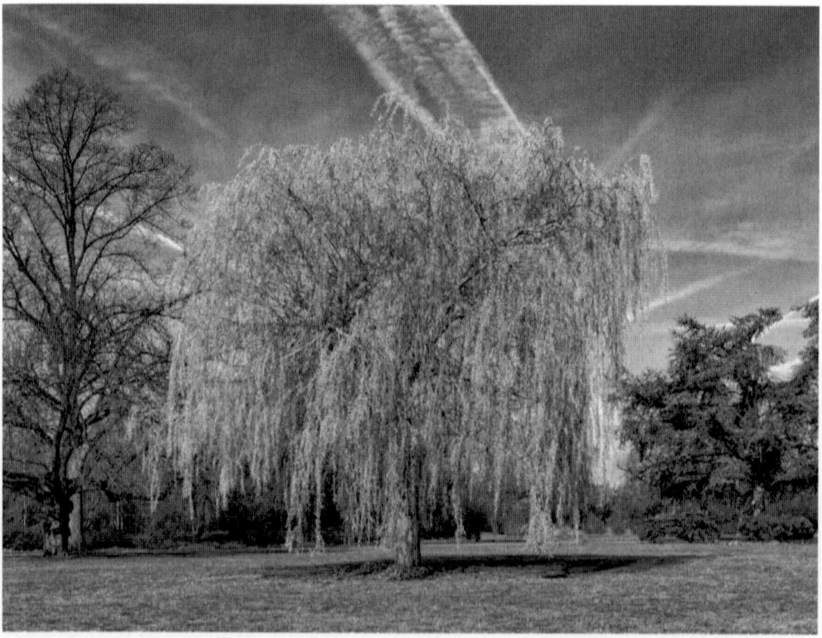

Weiden kommen überall in Europa vor. Ihre Extrakte verfügen neben stark antientzündlichen Eigenschaften auch über schmerzstillende, fiebersenkende und antioxidative Eigenschaften. Auch ihre abheilungsfördernde Wirkung etwa bei Kreuzschmerzen ist belegt. Die Extrakte aus der Rinde der Weide kommen innerlich angewendet zum Einsatz.

❖ **Die Weidenrinde gehören zu den ältesten Schmerzmitteln.**

Weihrauch (Boswellia serrata)

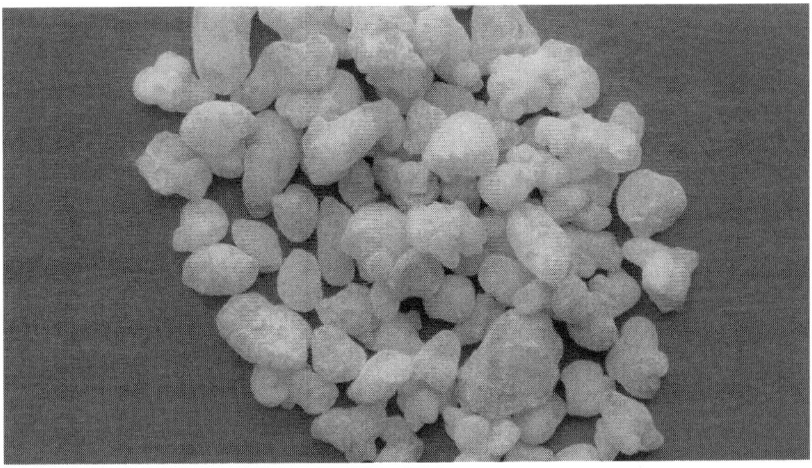

Weihrauchbäume wachsen in Indien, in arabischen Ländern und auf dem afrikanischen Kontinent. In ihrem Harz speichern die Spezialisten Substanzen, die nachweislich entzündungshemmend, antibakteriell und antiviral wirken. Weihrauch wird innerlich bei Asthma, Arthritis und anderen rheumatischen Erkrankungen und chronisch entzündlichen Darmerkrankungen angewendet.

Spezialisten: Antibiotika und Virostatika

Unter den natürlichen Entzündungshemmern gibt es Spezialisten, die sich stark gegen Erreger positionieren. Pflanzliche Antibiotika und Virostatika fördern die Abheilung und leisten wichtige Beiträge, um ein erneutes Aufflammen der Entzündung zu bekämpfen. Durch ihre gute Verträglichkeit sind sie etwas ganz Besonderes.

Pflanzliche Antibiotika

Manche Pflanzen aus der Apotheke der Natur bilden hoch effektive Substanzen aus, die eigentlich zu deren Selbstverteidigung dienen, um sich etwa vor Frassfeinden zu schützen. Gemeint sind Senföl-Verbindungen und ätherische Öle. Während Insekten und viele andere Tiere instinktiv spüren, dass die Pflanzen für sie ungenießbar sind, nutzen sie den Menschen auf unterschiedlich Weise.

Antibiotika-Pflanzen und ihre Wirkweise

Es gibt zwei Gruppen pflanzliche Antibiotika. Zu der ersten gehören Heilpflanzen, die in ihrem Inneren scharf schmeckende Senfölverbindungen speichern. Gemeint sind beispielsweise Heilpflanzen wie Brunnenkresse, Kapuzinerkresse und Meerrettich. Auch in den Wurzeln des Weißen und Schwarzen Rettichs sind diese Stoffe enthalten. In der unbeschädigten Pflanze sind die Senfölverbindungen an andere Stoffe gebunden und wirkungslos. Erst wenn Blätter, Blüten oder Wurzeln mechanisch zerstört werden, etwa mit einem Messer, werden sie zu einer pharmakologisch wirksamen Substanz mit antibiotischer Wirkung. Aufgenommen werden sie im Dünndarm und gelangen von dort in die Atem- und Harnwege. Deshalb haben pflanzliche Antibiotika keinen schädigenden Einfluss auf das Mikrobiom im Dickdarm. Sie sind besonders effektiv, um die Abheilung von Infekten zu fördern und einem erneuten Aufflammen entgegenzuwirken.

❖ **Pflanzliche Antibiotika erhalten das Mikrobiom im Dickdarm.**

Bei der zweiten Gruppe handelt es sich um ätherische Öle. Das Besondere an diesen Substanzen ist, dass sie vom Grundsatz her antiseptisch wirken. Sie durchdringen die Zellmembran des Bakteriums und bekämpfen es von innen heraus. Die Effektivität ätherischer Öle ist je nach Pflanze unterschiedlich. Als besonders effektiv gelten etwa Eukalyptusöl, Fenchelöl, Nelkenöl und Teebaumöl. Allerdings gilt: Ätherische Öle sind Reizstoffe und dürfen niemals im Gesicht bei Kindern angewendet werden.

Pflanzliche Virostatika

Ob Erkältung, Grippe, Herpes oder Warzen: Sie alle verbindet, dass sie durch Viren ausgelöst werden. Viren sind keine Lebewesen, sie benötigen andere Zellen, um sich zu vermehren. Pflanzliche Virostatika können den Abheilungsprozess mancher Virusinfekte unterstützen und neuen Infekten bis zu einem gewissen Grad vorbeugen. Ein viraler Infekt sollte ärztlich und integrativ behandelt werden.

Antivirale-Pflanzen und ihre Wirkweise

Zu den bekanntesten antiviral wirkenden Heilpflanzen bei Erkältungen gehören die Zistrose, die Kap-Pelargonie (Umckaloabo) und die Kapuzinerkresse. Die Pflanzen besitzen das Potenzial, Erkältungs- und Grippeerkrankungen vorzubeugen und die Genesung bei einem bestehenden Infekt zu fördern. Pflanzliche Virostatika, zu denen viele ätherische Öle gehören, hemmen die Vermehrung der Viren. Extrakte aus Salbei und Melisse können etwa gegen Herpesviren eingesetzt werden. Um häufigen viralen Infekten vorzubeugen, eignen sich Heilpflanzen wie Ginseng oder Taigawurzel. Sie erhöhen die Stressresistenz und stärken die Immunabwehr. Ob sie einen präventiven Effekt gegenüber der COVID-19 Erkrankung haben oder die Krankheit abmildern können, ist bislang nicht erforscht. Anders ist die Datenlage zur Zistrose: erste Laboruntersuchungen ergaben, dass der Zistrosenextrakt Cystus Pandalis® das Wachstum des Virus fast vollständig gehemmt wurde. Daher sehen einige Wissenschaftler in dem Heilpflanzenextrakt ein gewisses Potential einer COVID-19 Erkrankung vorzubeugen. Um diese Vermutung zu bestätigen, müssen aber noch breit angelegte wissenschaftliche Studien am Menschen erfolgen.

❖ **Antivirale Pflanzen bremsen die Vermehrung von Viren.**

Spezial: Essen gegen Entzündungen

»Besser Essen gegen Entzündungen« ist ein hochaktuelles Thema. Die antientzündliche Ernährungsweise birgt ein hohes Potential, den Reiz vieler entzündlicher Erkrankungen zu beseitigen, diese zu lindern und deren Abheilung zu fördern. Zur Prophylaxe verschiedener Krankheiten ist sie bestens geeignet.

Die anti-entzündliche Ernährung: ein neues Forschungsfeld

In den zurückliegenden Jahrzehnten wurden Wissenschaftler, die einen Zusammenhang zwischen einer entzündungsfördernden Ernährungsweise und dem Auftreten verschiedenster Beschwerden und Krankheiten sahen, allenfalls belächelt. Lediglich in der Ernährungstherapie von rheumatischen Erkrankungen ist die entzündungshemmende Diät schon lange bekannt. Die anti-entzündliche Ernährungsweise ist damit eine noch recht junge Disziplin, deren Chancen und Grenzen noch besser erforscht werden müssen. Derzeit wird eine entzündungshemmende Ernährungsweise zur Bekämpfung und Vorbeugung vieler Erkrankungen empfohlen. Ob und in welchem Ausmaß die anti-entzündliche Ernährungsweise etwa das Demenzrisiko verringert, Hautalterungsprozesse verzögert und Gefäßerkrankungen entgegenwirkt, werden neue Erkenntnisse in den nächsten Jahren zeigen. Zukünftig werden zudem Fragen zu den Wirkungsweisen und - ähnlich wie in der Arzneimitteltherapie - die richtige »Dosierung« geklärt. Auch die Rolle von Zusatzstoffen und Industrienahrung versus natürliche Lebensmittel muss ebenso wie die Form der Landwirtschaft (bio vs. konventionell) einbezogen werden. Auf Forscher wartet demnach viel Arbeit. In jedem Fall birgt die anti-entzündliche Ernährung ein hohes Potenzial für den Einzug in die Integrative Medizin.

❖ **Parallelen zwischen Ernährung und Entzündungen sind lange bekannt.**

Die Rolle der Ernährung

Welche Chancen bietet die anti-entzündliche Ernährungsweise und welche Einflüsse sind bereits bekannt?

- Entzündungsfördernde Botenstoffe: Aus der Ernährungstherapie bei rheumatischen Erkrankungen ist der Einfluss verschiedener Gewebshormone bekannt. Dabei handelt es sich um Botenstoffe aus der Gruppe der Prostaglandine und Leukotriene, die beide Entzündungen auslösen. Zusätzlich verursachen einige Prostaglandine Schmerzen. Die Ausgangssubstanz für Entzündungsreaktionen heißt Arachidonsäure - eine Fettsäure aus der Gruppe der Omega-6-Fettsäuren. Sie ist in allen tierischen Lebensmitteln gespeichert und die Omega-3-Fettsäuren, die etwa in fettreichem Fisch vorkommen, sind ihre natürlichen Gegenspieler. In pflanzlichen Lebensmitteln fehlt die Arachidonsäure, sie kann aber aus anderen Omega-6-Fettsäuren im Körper selbst hergestellt werden, etwa aus Sonnenblumenöl. Bei der anti-entzündlichen Ernährung nimmt die Reduktion der Arachidonsäure daher einen wichtigen Stellenwert ein.
- Ablagerungen: Damit die Körperzellen und deren Hüllen voll funktionsfähig sind, ist ein ausgeglichener Stoffwechsel von

übergeordneter Bedeutung. Denn er steuert alle natürlichen Prozesse und beugt Ablagerungen im Gefäßsystem vor.

- Antioxidantien: Bei entzündlichen Prozessen im Körper werden vermehrt freie radikale Sauerstoffmoleküle freigesetzt, die den Zellen schaden und deren Abheilung behindern. Antioxidantien sind die Gegenspieler der freien Radikalen und können diese neutralisieren. Sie kommen reichlich in Gemüse und Obst vor.
- Übergewicht: Ein hoher Körperfettanteil, vor allem am Bauch, setzt nachweislich vermehrte entzündungsfördernde Hormone frei und begünstigt so die Entstehung von vielen Krankheiten, etwa Herz-Kreislauferkrankungen und Diabetes.

❖ **Ernährung fördert oder hemmt Entzündungen.**

Vermeidung der falschen Ernährung

Vor allem der Verzehr zu vieler tierischer Lebensmittel, Weißmehlprodukte und zu viel Zucker fördert das Entzündungsgeschehen im Körper und erhöht dessen Säurelast. Ähnlich wie bei einer Person, die jeden Tag Überstunden macht, und bei der sich überarbeitungsbedingt Fehler im Arbeitsprozess einschleichen können, schaffen auch das Immunsystem und die Körperzellen es irgendwann nicht mehr die Gesundheit in Balance zu halten. Kommt der erhöhte Ausstoß von Stresshormonen noch dazu, können sich nach und nach stille Entzündungen systemisch oder lokal ausbreiten. Dabei geht es in der Anti-Entzündungsernährung weniger darum Fleisch, Eier, Milch, Weizen und Zucker kategorisch zu verteufeln. Ein Lebensstil gemäß dem Motto »Fleisch ist mein Gemüse« ist aber auch keine

Option. Denn auf lange Zeit gesehen wirkt ein hoher Fleischkonsum (>600 g/ Woche) wie brennende Sägespäne, die das Feuer für stille und akute Entzündungen einheizen.

Anti-entzündliche Ernährung

Die anti-entzündliche Ernährung setzt auf eine naturbelassene, abwechslungsreiche und pflanzenbetonte Ernährungsweise. Neben dem täglichen Verzehr von 400 g Gemüse und Salat sowie rund 250 g frischem Obst, stehen Hülsenfrüchte, Nüsse und Vollkornprodukte im Fokus. Fische wie Lachs und Forellen, die reich an antientzündlichen Omega-3-Fettsäuren sind, bereichern den Speiseplan ebenso wie leckere pflanzliche Öle. Besonders gut geeignet sind Leinöl, Perillaöl und Rapsöl.

❖ **Omega-3-Fettsäuren lindern Entzündungen.**

Selbstverständlich ist auch der Verzehr von Fleisch, Eiern und Milchprodukten erlaubt. Mehr als 600 g Fleisch pro Woche sollten es jedoch nicht sein. Wurstprodukte und Schweinefleisch sollten Sie hingegen so gut es geht von Ihrem Speiseplan verbannen. Sie enthalten viel Arachidonsäure und feuern dadurch das Entzündungsgeschehen massiv an. Bei dem Verzehr von Eiern und Milchprodukten ist sich die Wissenschaft derzeit uneins, wobei der gelegentliche Genuss von Eiern vermutlich unproblematisch ist. Auch der Verzehr von (Sauer-)Milchprodukten wird von den meisten Ernährungswissenschaftlern empfohlen. Die Umstellung auf pflanzlichen Milchersatz ist andererseits heute gut möglich. Dabei sollten Sie darauf achten, dass die Produkte mit Kalzium und Vitamin B12 angereichert und nicht zu stark verarbeitet sind.

Sie finden, dass die Auswahl der Lebensmittel kompliziert klingt und sich schwer in Ihren Ernährungsalltag einfügen lässt? Viele Ernährungsgewohnheiten sind an Rituale und langjährige Erfahrungen geknüpft. Starten Sie zunächst mit kleinen Veränderungen in Ihrer Ernährung. Bei welcher Mahlzeit fällt Ihnen eine Umstellung besonders leicht? Sie können sich beispielsweise zunächst angewöhnen, Ihr Frühstück mit Haferflocken, Beerenobst, Kernen und Nüssen zu bereichern. Verwenden Sie statt fertigen Salatsoßen verschiedene Pflanzenöle mit leckerem Essig und Gewürzen. So zieht die antientzündliche Ernährungsweise nach und nach in Ihren Alltag ein und erhält einen festen Platz.

❖ **Beerenobst ist reich an Antioxidantien.**

Hausmittel

Oft kommen Hausmittel vor einem Arztbesuch zum Einsatz. Sie sind meistens einfach herzustellen, preiswert und dienen als Selbsthilfe bei leichten Erkrankungen und zur Vorbeugung. Am beliebtesten als Hausmittel sind Tees und Tinkturen. Auch medizinisches Fasten und äußere Anwendungen kommen als Hausmittel zum Einsatz.

Spezielle Tees

Die meisten der natürlichen Entzündungshemmer lassen sich als Aufgussgetränk zubereiten und können auf vielfältige Art und Weise eingesetzt werden: Als Getränk, als Waschung, als Pinselung oder für Kompressen. Mehr dazu erfahren Sie ab Seite 75 in diesem Buch. Daneben gibt es einige besondere Tees, die sich zur Vorbeugung von Entzündungen eignen.

Matcha

Als grünes Blattgold wird das getrocknete und gepulverte Blattfleisch der Teepflanze Camelia sinensis oft bezeichnet. Gemeint ist Matcha oder Matcha-Tee, der in Asien seit Jahrhunderten für ein langes und gesundes Leben steht. Durch seine speziellen Inhaltsstoffe wie das Epigallocatechin, kurz EGCG, verfügt Matcha über ausgeprägte antioxidative Eigenschaften. Daneben gibt es vielversprechende Untersuchungen, dass die EGCG gefährlichen Eiweißen, den Amyloiden, ihr Ablagern im Körper erschweren. Amyloide werden im direkten Zusammenhang mit der Entstehung von chronischen Entzündungen wie Rheuma und entzündlichen Darmerkrankungen sowie von demenziellen

Krankheiten gesehen. Daher kann der regelmäßige und tägliche Genuss einer Tasse Matcha-Tee mit 1 g Matchapulver einen entscheidenden Beitrag zur Prävention leisten.

Rooibos

Das Kraut des afrikanischen Strauchs Asphalathus linearis ist in Deutschland bereits seit Ende der 1950er Jahre als Lebensmittel zugelassen. Ab Mitte der 1990er Jahre gibt es darüber hinaus unfermentierten Rooibostee (auf Deutsch Rotbusch-Tee), dessen arzneiliche Bedeutung lange erforscht wird. Neben seinem hohen Anteil verschiedener Flavonoide enthält der würzig schmeckende Tee Gerbstoffe und Mineralien. Innerlich als Tee angewendet verfügt Rooibostee über direkte entzündungshemmende Eigenschaften und verfügt gleichzeitig über ein antiallergisches Potenzial, da die Extrakte die Histaminfreisetzung hemmen können. Die antioxidative Wirkung ist bei innerer und äußerer Anwendung wichtig. Während bei innerer Anwendung die systemische Zellschutzwirkung im Vordergrund steht, führt derselbe Mechanismus äußerlich zur Abheilung und Linderung etwa von Ekzemen und Sonnenbrand.

❖ **Matchatee gilt als effektiver Gefäßschutz.**

Wasser marsch!

Zusätzlich zur Flüssigkeit aus Gemüse und anderen Lebensmitteln, sollten Sie mindestens 1,5 Liter ungesüßte Getränke aufnehmen. Am besten ist Wasser geeignet. Der Genuss von zuckerarmen Getränken, die höchstens 2,5 g Zucker pro 100 ml Flüssigkeit enthalten, sind in Maßen ebenfalls geeignet. Dazu zählen etwa Mineralwässer mit etwas Limetten- oder Zitronensaft und viele alkoholfreie Biere. Zuckerreiche Getränke wie Limonaden und »Energie-Getränke« fördern hingegen entzündliche Prozesse im Körper. Sie steigern die Insulinausschüttung und anderer Signalstoffe, die Entzündungen auslösen, sogenannte Interleukine.

Besondere Tinkturen

Die meisten Tinkturen werden innerlich in Form von Tropfen angewendet. Sie können aber auch äußerlich zur Entzündungslinderung und Abheilungsförderung eingesetzt werden. Tinkturen sind Auszüge in Alkohol (mind. 50 %), die meist im Mischungsverhältnis 1:5 oder 1:10 angesetzt werden. Für die Herstellung von Tinkturen eigenen sich nahezu alle Heilpflanzen. Auch tierische Stoffe und Mineralien können eingesetzt werden. Die Ziehzeit einer Tinktur beträgt im Schnitt 2 Wochen und in Braunglasflaschen sind sie zwischen 6 und 12 Monaten haltbar.

Propolis

Propolis ist ein Bienenprodukt mit ausgeprägten entzündungs- und keimhemmenden Eigenschaften und eignet sich für den Einsatz bei vielen akuten und chronischen entzündlichen Erkrankungen. Als Hausmittel wird es im Mischungsverhältnis 1:10 angesetzt und ist nach 4 bis 6 Wochen einsatzbereit. Akute Entzündungen der Atemwege werden mit bis zu 5-mal täglich 25 Tropfen in Wasser innerlich behandelt. Bei chronische Atemwegsentzündungen kommen 3-mal täglich 10 Tropfen innerlich zum Einsatz. Zahnfleischentzündungen, Aphten und Entzündungen im Rachenbereich können durch Gurgeln mit Propolistinktur in Wasser gelindert werden. Geben Sie hierzu 20 Tropfen

Propolistinktur in etwas Wasser. Propolistinkturen können auch bei äußerlichen Entzündungen helfen, etwa bei Ekzemen, Akne, Schrammen und Schnittverletzungen. Geben Sie rund 40 Tropfen des Bienenprodukts auf eine Kompresse, legen diese auf die betroffene Hautstelle und lassen Sie die Extrakte 15 bis 30 Minuten einwirken.

❖ **Propolis ist ein effektives Mittel bei Atemwegsbeschwerden.**

Myrrhe

Während die Myrrhe früher vorwiegend zu religiösen Zwecken eingesetzt wurde, ist die desinfizierende, keimhemmende und abheilungsfördernde Wirkung des Harzes heute belegt. Im Mischungsverhältnis 1:10 wird das getrocknete und alkohollösliche Harz in Alkohol eingelegt und steht nach etwa 4 Wochen für die Anwendung bereit. Bei Halsschmerzen, Mandel-, Rachen- und Zahnfleischentzündungen, sowie bei Aphten gibt man 50 Tropfen in 150 ml Wasser und spült oder gurgelt mit der verdünnten Tinktur 2- bis 3-mal täglich. Eiternde kleine Wunden und Pickel werden mit unverdünnter Myrrhentinktur behandelt. Dazu gibt man 10 Tropfen auf eine Kompresse, legt diese auf die entzündete Hautstelle und lässt die Wirkstoffe bis zu 30 Minuten einziehen.

Verbände

Zur Reizbeseitigung, Linderung und Abheilungsförderung von Entzündungen, die sich außen zeigen, eigenen sich Verbände hervorragend. Sie gehören zu den ältesten Hausmitteln und sind einfach herzustellen und anzuwenden. Viele der Heilpflanzen, die ich Ihnen ab Seite 27 in diesem Ratgeber vorstelle, eignen sich für die äußere Anwendung.

Nachtkerzenverband bei ständigem Juckreiz

Nachtkerzenöl hemmt Entzündungen, weil es die Bildung von entzündungslindernden Gewebshormonen fördert, die parallel die Bildung entzündungsfördernder Botenstoffe hemmen. Gerade bei Erkrankungen, die im Inneren ablaufen, sich aber über die Haut äußern, lindert das fette Öl der hübschen Pflanzen den quälenden Juckreiz und erleichtert so die Abheilung. Das ist zum Beispiel bei Neurodermitis und Schuppenflechten-Rheuma der Fall. Die Anwendung ist einfach: Geben Sie einige Tropfen des Nachkerzenöls auf die betroffene Hautstelle und *streicheln* Sie die Haut für einige Minuten. Zusätzlich können Sie eine Mullbinde oder einen Schlauchverband anlegen, damit das Nachtkerzenöl nicht durch Kleidung abgewischt wird.

Teeverband bei leichten, aber akuten Entzündungen der Haut

Egal ob Insektenstich, Sonnenbrand oder Schürfwunde: Der Teeverband ist ein effektives Hausmittel, wenn es darum geht, akute und leichte Entzündungen der Haut und kleine Wunden zu versorgen. Das liegt an den Gerbstoffen, die in Schwarzen und Grünen Teeblättern enthalten sind. Bei Hautkontakt verdichtet sich das entzündete Gewebe und bildet dadurch einen Schutzfilm gegenüber Keimen. Für die Herstellung übergießen Sie 1 TL der Teeblätter mit 150 ml heißem Wasser. Lassen Sie den Tee 10 Minuten ziehen, bevor die Blätter abgefiltert werden. Ist der Extrakt nur noch lauwarm, tränken Sie eine Kompresse im Sud und legen diese auf die betroffene Hautstelle. Befestigen

Sie die Kompresse mit einer Mullbinde oder einem Schlauchverband.

Heilerden

Heilerden sind besondere und gereinigte Lößgesteine, die seit mehr als einem Jahrhundert therapeutisch eingesetzt werden. Sie eignen sich für die innere und die äußere Anwendung.

Innere Anwendung

Als Hausmittel werden 1- bis 2-mal täglich 1 TL (6 g) Heilerde innerlich in Wasser eingerührt und dann getrunken. Die Wirkungen des Medizinprodukts beruhen auf dessen Absorptionsvermögen und kommen bei Erkrankungen zum Einsatz, die mit stillen Entzündungen assoziiert sind oder dafür erforscht werden. Das Reizdarmsyndrom ist ein Beispiel. Heilerde ist basisch und ein bewährtes Mittel zum Schutz auf Zellebene. Über Übersäuerung erfahren Sie ab Seite 103 mehr.

Äußere Anwendung

Das Wirkprinzip von Heilerden beruht bei Hauterkrankungen wie Akne, Neurodermitis, Schuppenflechte sowie bei Ekzemen und Wunden auf dessen Saugwirkung und dem Bindungsvermögen etwa von Bakterien. Bei Entzündungen von Gelenken, Muskeln, Krampfadern und Entzündungen der Lymphgefäße wirkt Heilerde anders. Sie wird stets feucht und als Brei auf die betroffene Körperstelle aufgetragen. Dort löst das Gemisch erst einen Kältereiz aus. Auch durch Eigendruck des Breis verengen sich die Blutgefäße und reduzieren die Muskelspannung. Die Stoffwechselprozesse im entzündeten Gewebe verlangsamen sich dadurch, sodass die Entzündung gelindert, Schmerzen gedämpft werden und Schwellungen meist zurückgehen. Trocknet der Brei, saugt er Gewebeflüssigkeit auf und wirkt dadurch abheilungsfördernd bei verletzten Geweben.

❖ **Heilerden sind erprobte Entzündungshemmer.**

Frostige Kälte oder aufweckende Wärme

Therapeutische Kälte- oder Wärmeanwendungen eignen sich hervorragend zur Linderung von entzündlichen Erkrankungen des Bewegungsapparates. Sie reichen von entzündlichen Gelenk- und Muskelerkrankungen, über Prellungen und Blutergüssen bis hin zu Verschleißerscheinungen. Die Maßnahmen sollten im Vorfeld mit einem Arzt abgesprochen werden. Kälte hemmt die Aktivität von Entzündungsbotenstoffen und sie verengt die Blutgefäße, weswegen weniger Flüssigkeit in die umliegenden Gewebe übertritt. Auch das Nervensystem wird abgekühlt, sodass weniger Schmerzen empfunden werden. Geeignet sind sie etwa bei rheumatischen Erkrankungen, Arthrose, chronischen Schmerzen in Muskeln und Gelenken und nach Verletzungen von Bändern, Gelenken und Muskeln. In der Regel dauert eine Kälteanwendung bis zu fünf Minuten, in manchen Fällen und mit Unterbrechungen auch länger. Wenn Sie hingegen von einer starken Durchblutungsstörung betroffen sind, an einer Krankheit der Herzkranzgefäße leiden, offene Wunden haben oder sehr kälteempfindlich sind, sind Kälteanwendungen für Sie ungeeignet. Zu den wichtigsten Methoden gehören Eispackungen und Kaltkompressen. Sie lindern speziell akute Verletzungen, etwa nach einer Sportverletzung oder bei Überwärmung eines Gelenks durch eine akute Entzündung.

Von dem Besuch einer Kältekammer, in der Temperaturen von bis zu -110 C° vorherrschen, können besonders Rheumatiker und Menschen mit chronischen Muskel- und Gelenkschmerzen profitieren. Die Kältekammer ist nur unter ärztlicher Aufsicht zu besuchen. Das Eisbad, Kältetreten, kalte Wassergüsse und kühlende Wickel sind als Hausmittel besser geeignet. Beim Eisbad werden betroffene Gelenke oder Körperteile in eiskaltem Wasser eingetaucht. Der regelmäßige Gang durch ein Wassertretbecken eignet sich besonders zur Entzündungsvorbeugung und bei Beschwerden in den Beinen. Zu Hause können Sie außerdem regelmäßig kalte Wassergüsse über Ihre Extremitäten geben oder diese für wenige Minuten mit einem Eiswickel herunterkühlen.

❖ **Kälte hemmt die Durchlässigkeit von Blutgefäßen.**

Wärme beschleunigt

Der Einsatz von Wärme treibt Körpersysteme an. Immunzellen etwa gelangen dadurch schneller zu dem Ort der Entzündung und transportieren die Abfallstoffe schneller ab. Parallel kommt es zu einem beschleunigten Abtransport von schmerzauslösenden Substanzen, was die Schmerzempfindlichkeit verringert. Wärmeanwendungen eignen sich beispielsweise bei Arthrose und chronischen Gelenkentzündungen. Die Dauer der Wärmeanwendung liegt je nach Methode zwischen 15 und 40 Minuten. Bitte nehmen Sie bei akuten entzündlichen Schüben Ihrer Gelenkerkrankung Abstand von Wärmeanwendungen. Das Gleiche gilt bei Herz- und Kreislauferkrankungen, chronischen Erkrankungen der Atemwege, akuten Infekten mit Fieber sowie bei Hitzeunverträglichkeit. Zu den besten Wärmeanwendungen für zu Hause gehören neben Heupackungen auch Wärmekompressen. Die Therapie mit Heublumen wirkt sich lindernd und abheilungsfördernd auf schmerzende Gelenke, Muskeln und Sehnen aus. Eine Heupackung wird bei rund 40 °C angewendet. Wärmekompressen wirken vergleichbar mit der Kaltkompresse. Dabei wird die Kompresse in heißem Wasser erwärmt und anschließend auf das schmerzende Gelenk gelegt. Bei Arthrose in den Händen kann außerdem ein Bad aus flüssigem Paraffin helfen.

❖ **Heublumenpackungen fördern die Abheilung.**

Sport

Entzündungen und Sport, ist das kein Widerspruch? Die Antwort lautet: Es kommt auf die Entzündung an. Bei akuten Schwellungen, Schmerzen und Überwärmung und bei hohen Entzündungswerten im Blut sind Ausdauersportarten keine gute Idee, denn das Immunsystem arbeitet auf Hochtouren. Hier sind Entspannungsübungen (Seite 70) die bessere Wahl. Chronische und stille Entzündungen sind aus einem anderen Blickwinkel zu betrachten. Dass sich Ausdauertraining positiv bei Bluthochdruck, Diabetes Typ II und Arteriosklerose auswirkt, ist seit Langem bekannt. Wo aber liegen die Chancen stillen Entzündungen durch Sport wie Schwimmen, Radfahren, Wandern und Lauftraining entgegenzuwirken?

Ausdauersport

»Ohne Schweiß keinen Preis« besagt ein beliebtes Sprichwort, dass hervorragend auf die reizbeseitigende und vorbeugende Wirkung von Ausdauersport bei stillen Entzündungen passt. Denn wenn Sie beim Sport so richtig ins Schwitzen kommen, bilden die Muskeln sogenannte Myokine. Myokine sind Botenstoffe, von denen einige auf das Interleukin-6 entzündungshemmend und stärkend auf das Immunsystem wirken. Andere Myokine verfügen über blutdrucksenkende oder fettverbrennende Eigenschaften. Damit die Muskeln Myokine bilden, reichen bereits Trainingseinheiten von 20 Minuten aus. Dabei ist es egal, ob Sie im Wald beim Laufen schwitzen oder im Fitnessstudio auf dem Cross-Trainer. Wichtig dabei ist es jedoch, dass Sie Ihnen Körper beim Sport nicht überlasten und es nicht zu einem Muskelkater kommt. Denn bei Überlastung kehrt sich der positive Effekt ins Negative um: Es entstehen dann mehr Entzündungsbotenstoffe. Neben den Myokinen ist auch eine Zellgruppe für die antientzündliche Wirkung von Sport bekannt, die regulatorischen T-Zellen, die früher Suppressor-T-Zellen hießen. Ihre Aufgabe ist es, ein überaktives Immunsystem zu bremsen und die Entstehung von Autoimmunerkrankungen zu verhindern. Relativ neu ist die Erkenntnis, dass regelmäßiger Ausdauersport die Bildung dieser regulierenden Blutzellen fördert und sie stillen Entzündungen offenbar entgegenwirken.

❖ **Ausdauersport beugt stillen Entzündungen vor.**

Gymnastik, Yoga und mehr

Wer schon einmal an einem Pilates- oder Yoga-Kurs teilgenommen hat, weiß um die körperlichen Herausforderungen dieser sportlichen Aktivitäten. Denn egal ob Sie mit Hilfsmitteln wie Hanteln trainieren oder mit Ihrem Eigengewicht arbeiten, eine Yoga-Einheit kann richtig anstrengend sein. Die antientzündlichen Wirkungen dieser Sportarten können vergleichbar wie beim Ausdauertraining zu einer messbaren Reduktion von pro-entzündlichen Substanzen und zu einer Erhöhung von antientzündlichen Botenstoffen führen. Wichtig dabei ist, dass Sie sich bei der gewählten Sportart wohl fühlen und diese mehrmals wöchentlich und regelmäßig ausführen. »Wer rastet der rostet« besagt ein gern zitiertes Sprichwort. Denn wer wenig Bewegung hat, fordert seinen Körper zu wenig und begünstigt damit neben der Entstehung von Übergewicht viele stille Entzündungen. Egal ob Sie 3-mal täglich 20 Minuten einen Spaziergang mit Ihrem Hund unternehmen, statt dem Aufzug im Hotel die Treppe nutzen oder ihr Auto bewusst 200 Meter entfernt von der Firma abstellen: Bewegung führt immer zu einer verbesserten Durchblutung und damit zu einer guten Sauerstoffversorgung. Deshalb ist Bewegung immer auch ein wichtiger Baustein zur Reizbeseitigung, Linderung, Abheilungsförderung und Vorbeugung von entzündlichen Erkrankungen - mit der Ausnahme von akuten Entzündungen. Hier kann eine körperliche Inaktivität je nach Art der Entzündung notwendig sein.

❖ **Jede Form von Bewegung wirkt vorbeugend.**

Entspannung und Meditation

Entspannungsübungen spielen in der Behandlung von vielen Krankheiten und zur Gesunderhaltung von Körper und Geist überall auf der Welt eine wichtige Rolle. Ein Vorteil von Entspannungsübungen und Meditation besteht darin, dass sie ohne großen Aufwand auch in Zeiten akuter Entzündungen und zu Hause durchgeführt werden können. Gut geeignet sind etwa Atemübungen und Visualisationstechniken. Selbstverständlich ist es hierzu ratsam sich im Vorfeld mit professioneller Unterstützung ein Grundwissen zu den Übungen anzueignen. Bekannt und beliebt ist unter anderem die progressive Muskelentspannung. Dabei werden einzelne Muskelgruppen oder Körperpartien ganz bewusst angespannt und wieder gelockert. Auch viele der fernöstlichen Techniken wie Tai-Chi oder Chi-Gong eignen sich hervorragend zur Entspannung von Körper und Geist. Entspannungsübungen werden wie Bewegungstraining und Sport oft in Form von Kursen etwa in Sportzentren oder Bildungseinrichtungen angeboten. Viele dieser Kurse werden zudem nach § 20 des Sozialgesetzbuches finanziell von den Krankenkassen gefördert.

❖ **Zertifizierte Kurse werden von den Krankenkassen gefördert. (siehe auch Seite 125 ff mit Adressen)**

Fasten

Beim Fasten stellt der Stoffwechsel auf eine Art »Überlebensprogramm« um. Der freiwillige Nahrungsverzicht wirkt sich dabei auf vielfältige Art und Weise positiv auf entzündliche Erkrankungen aus.

Heilfasten

Lange wurde in der Wissenschaft darüber gerätselt, weshalb Heilfasten, auch medizinisches Fasten genannt, zu einer Abnahme von Entzündungen und Schmerzen bei vielen Rheumatikern und Migränepatienten führt. Heute ist bekannt, dass auf molekularer Ebene viel passiert: Die Verfügbarkeit von Serotonin steigt, das neben stimmungsaufhellenden Eigenschaften auch reduzierende Wirkungen auf das Schmerzempfinden hat.. Parallel bildet das Gehirn beim Fasten vermehrt schmerzhemmende Morphine. Dieser Effekt bleibt bei einer Kalorienrestriktion aus. Der entzündungshemmende Effekt verläuft über verschiedene Wege: Nachdem der Körper seine gespeicherten Zuckerreserven verbraucht hat und kurzzeitig auf Proteine zur Energiegewinnung umstellt, benutzt er nach kurzer Dauer das Fettgewebe zur Energiegewinnung. Durch den Fettabbau vor allem im überschüssigen Bauchfett, kommt es zur Verminderung der dort gebildeten Entzündungsbotenstoffe zu denen Interleukine und der Tumornekrosefaktor-alpha gezählt werden. Daneben kommt es durch den Nahrungsverzicht zu einer direkten Entzündungshemmung, da keine Arachidonsäure aufgenommen wird, die in allen tierischen Lebensmitteln vorkommt. Durch das Weglassen von Nahrung werden in Folge weniger entzündungsauslösende Botenstoffe wie Prostaglandine gebildet. Daneben kann das Heilfasten zu einer Reduktion von Stressbotenstoffen führen, was sich ebenfalls entzündungshemmend auswirkt. Heilfasten sollte nach vorheriger Absprache mit einem Arzt durchgeführt werden.

❖ **Heilfasten hemmt verschiedene Entzündungsstoffe.**

Intermittierendes Fasten

Einen vergleichbaren entzündungshemmenden Effekt wie das Heilfasten wird dem intermittierenden Fasten zugesprochen. Intermittierendes Fasten eignet sich zudem zur Unterstützung beim Abnehmen und kann dauerhaft durchgeführt werden. Gleichzeitig wird es oft zur Linderung und Vorbeugung von stillen Entzündungen empfohlen. Unterschieden werden zwei Arten des intermittierenden Fastens. Bei der sogenannten 16:8 Methode werden 16 Stunden lang keine Kalorien zugeführt. Der Genuss von Wasser, ungesüßtem Tee oder schwarzem Kaffee ist während dieser Zeit jedoch erlaubt. Während der übrigen acht Stunden, zum Beispiel zwischen 10:00 Uhr morgen bis 18:00 Uhr abends, wird wie gewohnt gegessen, wobei das Hauptaugenmerk auf der antientzündlichen Ernährungsweise liegt. Das intermittierende Fasten nach der 16:8 Methode kann täglich oder mehrmals wöchentlich durchgeführt werden. Die zweite Methode des intermittierenden Fastens funktioniert nach der 5:2 oder 6:1 Regel. Das bedeutet, dass an fünf beziehungsweise an 6 Tagen in der Woche wie gewohnt gegessen wird. An zwei oder an einem Tag in der Woche nehmen Frauen maximal 500 kcal und Männer höchstens 600 kcal zu sich. Um den entzündungshemmenden Effekt zu unterstützen, sollte diese Energie aus eiweißreichen pflanzlichen Lebensmitteln und Gemüsegerichten stammen, etwa Kichererbsen mit Brokkoli und Möhren. Welche Form des intermittierenden Fastens gewählt wird, ist Geschmacksache und oft von den persönlichen Lebensumständen abhängig.

Entzündungsgeschehen natürlich behandeln

Die Apotheke der Natur ist wie ein prall gefüllter Arzneischrank. Mit Heilpflanzen lassen sich vielen leichten entzündlichen Krankheiten – wenngleich auch nicht allen – entgegenwirken. Das Wissen um den richtigen Einsatz ist ein Schatz, der nicht verloren gehen darf.

Akute Entzündungen natürlich behandeln

Eine akute Entzündung ist immer ein Zeichen dafür, dass das Immunsystem aktiv in der Abwehr von Reizen ist. Durch die aktive Unterstützung der Immunabwehr bei der Beseitigung von Reizen, der Linderung und der Abheilungsförderung kann die Genesung gefördert werden.

Hautekzeme und Abszesse

Ekzeme sind entzündete und nicht ansteckende Hauterkrankungen, die sich durch Juckreiz und Ausschlag äußern. Ein Abszess hingegen ist ein eitriges Geschwür und kann sich auf der Haut, in der Leber und anderen Organen bilden. Oft wird es von typischen Entzündungszeichen wie Schmerzen aber auch Immunreaktionen begleitet. Sowohl Hautekzeme als auch Abszesse können unterschiedliche Ursachen haben. Ekzeme entstehen beispielsweise durch den Kontakt mit Umweltgiften oder durch allergische Hautreaktionen, etwa bei einer Nickelallergie. Auch die Neurodermitis (atopisches Ekzem), das Austrocknungsekzem (Ekzem durch ausgetrocknete, rissige Haut) und das seborrhoische Ekzem (fettig aussehende, gelbe Krusten im Kopfbereich) sind mögliche Ursachen. Ekzeme äußern sich außerdem oft durch Rötungen, Schwellungen, Schuppen und Verkrustungen. Abszesse sind durch einen Druckschmerz gekennzeichnet. Sie sind rot und oft ist die Stelle pochend. Furunkel sind Abszesse an einem Haarfollikel. Verschmelzen mehrere Furunkel miteinander, ist von Karbunkeln die Rede. Abszesse werden in der Regel durch Bakterien verursacht und müssen je nach Schweregrad durch Antibiotika oder einen chirurgischen Eingriff behandelt werden.

Was Sie tun können

Ekzeme

Eichenrindenumschlag

Eichenrinde lindert Entzündungen der Haut und fördert die Abheilung. Übergießen Sie die Rinde in einem Topf mit 250 ml Wasser und bringen Sie die Mischung zum Kochen. 10-15 Minuten abgedeckt ziehen lassen, dann absieben und den Sud abkühlen, bis er lauwarm ist. Tränken Sie die Kompresse im Sud, dann auf das Ekzem legen, befestigen und 30 Minuten oder länger einwirken lassen. Bei Bedarf mehrmals täglich wiederholen. Utensilien, die pro Umschlag gebraucht werden: 5 g getrocknete Eichenrinde, Kompresse und Mullbinde oder Schlauchverband.

Richtige Basispflege bei Neurodermitis

Neurodermitis ist nicht heilbar, durch eine richtige Basispflege kann sie jedoch etwas erträglicher gemacht werden. Emulsionen sind sehr wasserhaltig und eignen sich für eine normale Haut. Cremes enthalten mehr Fett und kommen bei normaler bis leicht trockener Haut zum Einsatz. Salben haben einen sehr hohen Fettgehalt. Sie werden bei sehr trockner Haut angewandt. Eine Basispflege enthält normalerweise keinen Wirkstoff und ist unparfümiert. Eine Auswahl können Sie in Apotheken erfragen.

Entzündungshemmendes Stiefmütterchen

Stiefmütterchenkraut kommt wegen seiner entzündungshemmenden, cortisonähnlichen und antioxidativen Eigenschaften bei wiederkehrenden Ekzemen, etwa beim seborrhoischem Ekzem zum Einsatz. Es hat keinerlei unerwünschte Wirkungen und kann innerlich und äußerlich angewandt werden.

Tee: Übergießen Sie das Kraut mit 150 ml heißem Wasser. 5 Minuten zugedeckt ziehen lassen, dann absieben und in kleinen Schlucken trinken. Täglich 3 Tassen einnehmen.

Kompresse: Bereiten Sie das Stiefmütterchenkraut wie oben beschrieben als Tee zu, lassen Sie das Kraut jedoch 15 Minuten lang ziehen. Tränken Sie eine Kompresse im abgekühlten Sud, legen Sie diese auf das Ekzem und befestigen Sie die Kompresse. Lassen Sie den Extrakt für mindestens 30 Minuten einwirken und wiederholen Sie die Anwendung bei Bedarf mehrmals täglich.

Utensilien, die gebraucht werden

Pro Tee: 3 g getrocknetes Stiefmütterchenkraut.

Pro Kompresse: 3 g getrocknetes Stiefmütterchenkraut, Kompresse oder Waschlappen, ggf. Mullbinde oder Schlauchverband.

Haferstrohbad

Bei entzündlichen und seborrhoischen Hauterkrankungen, die von Juckreiz begleitet werden, ist der Einsatz von Haferstroh nachweislich gut geeignet. Die Extrakte lindern das Entzündungsgeschehen und fördern die Abheilung durch ihre zusammenziehende Wirkung. Überbrühen Sie das Haferstroh mit einem Liter Wasser. 30 Minuten zugedeckt ruhen lassen, dann absieben. Füllen Sie parallel rund 10 Liter Wasser mit einer Temperatur von etwa 37 °C in eine kleine Wanne. Am besten ist Kunststoff geeignet, da Haferstroh bei Emaille abfärbend wirkt. Baden Sie die betroffenen Hautstellen, etwa Hände oder Füße für 15 Minuten im Haferstrohbad. Alternativ können Sie ein Handtuch im Extrakt eintauchen, auf die betroffenen Stellen legen (Gesicht, Bauch, Rücken), und 15 Minuten einwirken lassen. Wiederholen Sie die Anwendung bei Bedarf täglich oder mehrmals wöchentlich.

Utensilien, die gebraucht werden

Pro Bad: 20 g getrocknetes Haferstroh, Kunststoffwanne mit Fassungsvermögen von mindestens 10 Litern.

Nachtkerzenöl

Nachtkerzenöl lindert erwiesenermaßen den Juckreiz und fördert die Abheilung von Ekzemen durch trockene Haut. Tragen Sie das fette Öl dünn auf die betroffene Hautstelle auf und lassen es einwirken. Bei Bedarf mehrmals täglich auftragen.

Nachtschatten-Auflage

In der unterstützenden Therapie bei chronischen Ekzemen sind Nachtschattenstängel in Deutschland vom Bundesinstitut für Arzneimittel und Medizinprodukte zugelassen. Die getrockneten Stängel enthalten Inhaltsstoffe, die cortisonähnlich, juckreizlindernd und leicht schmerzhemmend auf die Haut wirken. Überbrühen Sie die Stängel mit 250 ml heißem Wasser. 10 Minuten ziehen lassen, dann absieben und abkühlen lassen. Ein Handtuch im Sud tränken, auswringen und die betroffenen Stellen mit dem Handtuch einwickeln. Lassen Sie die Extrakte 15 Minuten oder länger einwirken und wiederholen Sie die Anwendung bei Bedarf mehrmals wöchentlich. **Achtung! Der Sud darf nicht getrunken werden. Nachtschatten enthält giftige Alkaloide!**

Utensilien, die gebraucht werden

Pro Anwendung: 2 g getrocknete Nachtschattenstängel, 1 Handtuch.

Ringelblumensalbe

Ringelblumenblüten wirken nicht nur abheilungsfördernd und keimhemmend, sie fördern auch die Neubildung von Hautgewebe, damit die Ekzeme keine (schlimmen) Narben hinterlassen. Erhitzen Sie die Ringelblumenblüten zusammen mit dem Kokosfett in einem kleinen Topf. 10 Minuten köcheln lassen, dann 2 Tage neben den Herd stellen. Am dritten Tag wird die Masse im Topf erneut erhitzt und anschließend durch ein Tuch oder ein engmaschiges Sieb in ein Salbengefäß gedrückt. Tragen Sie die Salbe bei Bedarf mehrmals täglich auf betroffene Hautstellen auf.

Utensilien, die gebraucht werden

Für mehrere Anwendungen: 10 g getrocknete Ringelblumenblüten, 250 g Kokosfett, Topf, engmaschiges Sieb oder Tuch, beschriftetes Salbengefäß.

Kalt-nasser Umschlag

Ein Behandlungsgrundsatz bei akuten und juckenden Ekzemen lautet: Kühlen. Tränken Sie ein grobmaschiges Tuch oder sauberes Küchenhandtuch in eiskaltes Wasser, wringen es anschließend aus und schlagen es um das betroffene Körperteil oder legen Sie es ausgebreitet auf größere Stellen, etwa auf dem Rücken oder dem Oberschenkel. Sobald der Umschlag warm wird, sollte er gewechselt werden. Nicht mit Folien aus Gummi oder Plastik befestigen, da schnell Wärme entsteht! Warmfeuchte Umschläge fördern oft den Entzündungsprozess. Bei Bedarf mehrmals wiederholen.

Utensilien, die gebraucht werden

1-2 Handtücher

Walnussblätter-Odermennigkraut-Vollbad

Walnussblätter und Odermennigkraut kommen in der Naturheilkunde bei akuten, nässenden und chronischen Ekzemen zum Einsatz. Überbrühen Sie für ein Bad jeweils die getrockneten Walnussblätter und das getrocknete Odermennigkraut mit einem Liter Wasser. 30 Minuten zugedeckt ruhen lassen, dann absieben. Lassen Sie parallel rund 80 Liter Wasser mit einer Temperatur von etwa 37 °C in Ihre Badewanne einlaufen. Baden Sie für rund 15 Minuten und ruhen Sie sich anschließend für 15 bis 30 Minuten lang aus. Wiederholen Sie die Anwendung bei Bedarf mehrmals wöchentlich.

Utensilien, die gebraucht werden

Pro Bad: 10 g getrocknete Walnussblätter, 10 g getrocknetes Odermennigkraut.

Abszesse

Arnikablüten-Pinselung

Die Inhaltsstoffe von Arnikablüten haben einerseits einen haut- und schleimhautreizenden Effekt, sie wirken jedoch gleichzeitig antiseptisch und eigenen sich dadurch zur unterstützenden Behandlung bei Abszessen auf der Haut. Füllen Sie die Arnikablüten in eine Braunglasflasche und füllen diese mit dem Alkohol auf. Den Ansatz 4 Wochen ziehen lassen, gelegentlich schütteln. Danach den Ansatz durch ein Sieb gießen und in die Braunglasflasche abfüllen. Für die Anwendung tränken Sie einen Pinsel in der Tinktur und tragen diese bis zu 3-mal täglich auf den Hautabszess auf.

Utensilien, die gebraucht werden

10 g getrocknete Arnikablüten, 40 g hochprozentigen Alkohol (mind. 50 %), Sieb, verschließbare und beschriftete Braunglasflasche.

Lärchenterpentin Creme

Zur Behandlung von entzündeten Haarfolikeln (Furunkel) wurde Lärchenterpentin vom Bundesinstitut für Arzneimittel und Medizinprodukte positiv bewertet. Füllen Sie 100 g parfümfreie Basiscreme in einen Mörser, fügen Sie das Lärchenterpentin hinzu und verrühren Sie beides, bis es eine homogene Mischung ergibt. Tragen Sie die Lärchenterpentin Creme dünn und bis zu 3-mal täglich auf die betroffene Stelle auf.

Utensilien, die gebraucht werden

10 g Lärchenterpentin (Apotheke), 100 g Basiscreme (Apotheke, Drogerie), Mörser, Pistill, Cremedose.

Rotlichtbestrahlung

Eine Bestrahlung mit Rotlicht fördert die Reifung von Abszessen der Haut und wirkt antibakteriell.

Hygiene

Abszesse werden oft durch Bakterien verursacht. Bei Abszessen der Haut sind deshalb desinfizierende Shampoos oder Duschgele hilfreich. Kühlende Auflagen können sich außerdem schmerzlindernd auswirken. Waschen Sie Kleidung und Handtücher ebenfalls mit desinfizierendem Waschzusatz und wechseln Sie beides oft. Drücken Sie ein Abszess niemals selbst aus, das kann die Ausbreitung fördern.

Fleischreduktion

Fleisch kann die Bildung entzündungsfördernder Botenstoffe fördern. Versuchen Sie bei akuten Abszessen Ihren Konsum tierischer Lebensmittel, insbesondere rotes Fleisch zu drosseln. Setzen Sie auf ungesüßte Getränke ohne Süßstoffe.

Wann Sie zum Arzt sollten

Grundsätzlich sollten jedes Ekzem und jeder Abszess ärztlich untersucht werden. Nehmen die Entzündungszeichen, wie Schmerzen und Rötung deutlich zu, sollten Sie ebenso wie bei starkem Juckreiz und nässenden Ekzemen ärztliche Hilfe in Anspruch nehmen.

Wie Sie vorbeugen können

- Bei bekannter Neigung zu Kontaktekzemen meiden Sie die Verursacher, etwa Nickel oder Katzenhaare. Hautärzte führen darüber hinaus Allergietests durch.
- Meiden Sie hautreizende Chemikalien wie scharfe Putzmittel und meiden Sie solche, die die Haut austrocknen.
- Verwenden Sie seifenfreie, pH-neutrale und unpafümierte Waschlotionen und feuchtigkeitsspendende Cremes sowie Körperlotionen.
- Geben Sie allergiegetesteten Produkten den Vorrang, etwa mit DAAB-Label.
- Bei chronischen Ekzemen helfen oft Entspannungsübungen. Stress (negativ und positiv) wirkt sich häufig verschlechternd auf das Hautbild aus.

- Setzen Sie auf eine überwiegend pflanzliche Ernährungsweise. Ausgebildete Ernährungstherapeuten helfen Ihnen dabei einer Mangelernährung vorzubeugen. Fragen Sie bei Ihrer Krankenkasse.
- Zur Vorbeugung wiederkehrender Ekzeme und Abszesse stärken Sie Ihr Immunsystem etwa durch Sport, Bewegung und Wechselduschen.

❖ **Ekzeme und Abszesse sollten ärztlich behandelt werden.**

Schleimhautentzündungen

Schleimhautentzündungen werden oft durch Infektionen oder Allergien ausgelöst und sind eine häufige Komplikation der Chemo- und Strahlentherapie bei Krebstherapien. Sie kommen etwa in Mund und Rachen vor, im Magen-Darmtrakt und im Intimbereich. Das Symptom, das alle Schleimhautentzündungen verbindet, ist Schmerz. Schleimhautentzündungen im Hals- und Rachenraum sind oft durch Wundsein gekennzeichnet: Das Zahnfleisch ist gereizt, Aphten treten auf und der schmerzhaft entzündete Hals kratzt zudem. Bei einer Magenschleimhautentzündung stehen Symptome wie Aufstoßen, unangenehmer Geschmack im Mund, Druckgefühl und Bauchschmerzen im Vordergrund. Ist hingegen die Schleimhaut des Dünn- und Dickdarms betroffen, äußert sich das durch schleimige Stühle und Bauchschmerzen. Später kommen meist Durchfall mit Schleim oder Blut hinzu. Schleimhautentzündungen im Bereich der Harnwege sind ebenfalls häufig. Symptomatisch sind sie mit denen der Organentzündung (ab Seite 90) verbunden. Besonders unangenehm für Betroffene sind darüber hinaus Schleimhautentzündungen im Intimbereich. Sie zeigen sich oft durch Brennen beim Wasserlassen, Juckreiz und Ausfluss. Mit der Hilfe von Hausmitteln fördern Sie wahlweise die Abheilung von Schleimhautentzündungen, Sie lindern die Symptome und beugen neuen Entzündungen vor.

Was Sie tun können

Beruhigende Mundspülung mit Eibischwuzeln

Um entzündete Schleimhäute im Mund zu beruhigen, hilft die Eibischwurzel hervorragend. Geben Sie die Wurzel in ein Glas und übergießen diese mit 150 ml kaltem Wasser. 30 Minuten ziehen lassen, dann abfiltern. Die Spülung 1 Minute im Mund behalten, danach ausspucken und bei Bedarf mehrmals täglich wiederholen.

Utensilien, die gebraucht werden

Pro Portion: 2 g getrocknete Eibischwurzel.

❖ **Schleimhautentzündungen sind in Hohlorganen häufig.**

Halswickel

Um Halsentzündungen bei den ersten Symptomen entgegenzuwirken, verschafft ein Halswickel schnelle Linderung. Tränken Sie ein dünnes Tuch in 300 ml warmen Wasser und wringen Sie es anschließend aus. Legen Sie sich das Tuch um den Hals und fixieren Sie es mit einem größeren Tuch oder Schal. Lassen Sie die wohltuende Kraft des Wassers und der Wärme mindestens 20 Minuten einwirken. Wiederholen Sie die Anwendung bei Bedarf mehrmals täglich.

Utensilien, die gebraucht werden

Ein dünnes Tuch, Handtuch oder Schal.

Ratanhia-Tinktur bei Zahnfleischentzündung

In Südamerika kommt die Wurzel schon lange bei Entzündungen im Mund- und der Rachenschleimhaut zum Einsatz. Eine Ratanhia-Tinktur sowie ein Mundwasser kann man auch selbst herstellen. Sie sollte höchstens 2 Wochen am Stück eingesetzt werden. Geben Sie dazu die getrocknete Wurzel in eine 50 ml Tropfflasche aus Braunglas und füllen Sie diese mit Alkohol auf. Lassen Sie den Ansatz 3 Wochen ziehen und schütteln Sie diesen täglich. Danach sieben Sie die Wurzel durch ein engmaschiges Sieb ab und geben die fertige Ratanhia-Tinktur in die

Flasche. Fügen Sie einen Tropfeinsatz hinzu. Bei vereinzelten wunden Stellen pinseln Sie 3-mal täglich die unverdünnte Tinktur über die Wunde. Bei großflächigen Entzündungen der Schleimhaut im Mund und Rachen, vermischen Sie 10 Tropfen mit 100 ml Wasser und spülen und gurgeln Sie damit.

Utensilien, die gebraucht werden

10 g getrocknete Ratanhiawurzel, 50 ml Alkohol (mind. 50 %), 1 Braunglasflasche mit Tropfeinsatz, 1 Sieb.

Körnerkissen bei Magenschleimhautentzündung

Feuchte Wärme wirkt sich schmerzlindernd bei einer Schleimhautentzündung des Magens aus. Für die Anwendung auf den Bauch eigenen sich am besten längliche Kissen (etwa 30x60 cm) ohne Reißverschluss, aus Naturfasern wie Baumwolle, Hanf oder Lein. (Ein metallischer Reißverschluss kann beim Erwärmen sehr heiß werden und zu Verbrennungen führen). Befüllen Sie das Kissen mit den Körnern und nähen Sie das Kissen zu. Zum Erwärmen braucht das Körnerkissen Feuchtigkeit. Stellen Sie stets ein Glas Wasser beim Erwärmen in die Mikrowelle oder in den Backofen. In der Mikrowelle benötigt das Kissen 1,5 Minuten bei höchstens 800 Watt, im vorgeheizten Backofen dauert es 10-15 Minuten. Legen Sie das Körnerkissen auf den Oberbauch, bis es erkaltet. Wiederholen Sie die Anwendung bei Bedarf mehrmals täglich.

Utensilien, die gebraucht werden

Kissenbezug aus Naturfasern, 1-1,5 kg Kirschkerne oder Dinkelkörner, Nadel und Faden.

Reizlindernde Nahrung

Akute Entzündungen der Magen- und Darmschleimhaut lassen sich durch eine pflanzliche Ernährung lindern. Pellkartoffeln, faserarme Gemüse und Obstsorten wie Aubergine, Möhren, Zucchini, Bananen und Honigmelonen bestens geeignet. Gehen Sie vorsichtig mit zuckerreichen Lebensmitteln, Salz und scharfen Gewürzen um. Meiden Sie Alkohol und Nikotin.

Magenverträgliche Medikamente

Es gibt zahllose Medikamente, die die Schleimhaut des Magens und des Darms reizen können, etwa ASS und Ibuprofen. Besprechen Sie mit Ihrem Arzt mögliche Alternativen.

Malvenblüten-Tee lindert Magenschleimhautentzündungen

Die Blüte der Malve ist besonders reich an reizlindernden Schleimstoffen, die abheilungsfördernd bei einer Magenschleimhautentzündung wirken. Setzen Sie die Blüten mit 150 ml kaltem Wasser an. 10 Minuten zugedeckt ziehen lassen, dann absieben, erwärmen oder kurz aufkochen, dann in kleinen Schlucken trinken. Täglich 3 Tassen einnehmen.

Utensilien, die gebraucht werden

Pro Portion: 2 g getrocknete Malvenblüten.

Entzündungs- und krampflösender Tee

Schafgarbenkraut und Kamillenblüten zeichnen sich beide durch ihre entzündungslindernden und krampflösenden Eigenschaften aus. Sie eignen sich hervorragend in der unterstützenden Therapie bei einer Magen- oder Darmschleimhautentzündung. Überbrühen Sie jeweils Schafgarbenkraut und Kamillenblüten mit 150 ml heißem Wasser. 5 Minuten zugedeckt ziehen lassen, dann absieben und langsam trinken. Täglich 3 Portionen einnehmen.

Utensilien, die gebraucht werden

Pro Portion: 1 g getrocknetes Schafgarbenkraut, 1 g getrocknete Kamillenblüten jeweils in Apothekenqualität.

Ballaststoffe meiden bei akuter Darmentzündung

Bei akuten Darmentzündungen dürfen keinesfalls ballaststoffreiche Heilpflanzen, Speisen und Getränke gegessen werden, denn egal um welche Art Ballaststoff es sich handelt, sie wirken reizend auf die entzündeten Schleimhäute. Meiden Sie Leinsamen(schleim), Flohsamenschalen, Körner und faserreiche Gemüsesorten. Gut geeinigt sind hingegen beispielsweise gekochte Kartoffeln, Hirse und Feldsalat.

Abheilungsförderndes Sitzbad für einen gesunden Intimbereich

Die Rinde des Hamamelisstrauchs verfügt über entzündungshemmende, leicht schmerzhemmende und abheilungsfördernde Eigenschaften. Setzen Sie für ein Sitzbad die getrocknete Hamamelisrinde mit kaltem Wasser an und bringen Sie die Mischung zum Kochen. Nehmen Sie den Ansatz vom Herd, Topf zudecken und 10 Minuten ziehen lassen. Danach abfiltern. Lassen Sie parallel rund 60 Liter Wasser mit einer Temperatur von 37 °C in Ihre Badewanne ein und fügen Sie den Hamamelis-Extrakt hinzu. Baden Sie für rund 15 Minuten und ruhen Sie sich anschließend 15 bis 30 Minuten lang aus. Wiederholen Sie die Anwendung bei Bedarf mehrmals wöchentlich.

Utensilien, die gebraucht werden

Pro Bad: 100 g getrocknete Hamamelisrinde.

Wann Sie zum Arzt sollten

Fast jede Schleimhautentzündung sollte ärztlich untersucht und behandelt werden. Kommt es zu einer Zunahme der Entzündungszeichen im Mund- und Rachenraum, etwa durch mehr wunde Stellen, suchen Sie bitte einen Arzt auf. Wenn sich bei Schleimhautentzündungen im Bauchraum, der Harnwege und im Intimbereich keine Besserung abzeichnen, oder sich die Beschwerden sogar verschlechtern, sollten Sie ärztliche Hilfe in Anspruch nehmen. Gleiches gilt bei dem Auftreten von Fieber.

Wie Sie vorbeugen können

- Im Anfangsstadium eines erneuten Aufflammens von Entzündungen im Mund- und Rachenraum, sollten Sie säurehaltige Obstsorten wie Citrusfrüchte meiden.
- Meiden Sie nach Möglichkeit zuckerreiche Lebensmittel, Alkoholkonsum und Tabak.
- Um neuen Schleimhautentzündungen vorbeugen zu können, gehen Sie der Ursache auf den Grund. Sprechen Sie mit Ihrem Arzt die Möglichkeiten durch. Eine Magenschleimhautentzündung etwa kann ursächlich durch ein Bakterium namens Helicobacter pylorii verursacht werden. Um es zu bekämpfen, sind spezielle Antibiotika nötig.

❖ **Viele Schleimhautentzündungen entstehen durch Keime.**

Organentzündungen

Hinter dem Begriff »Organentzündung« verbirgt sich eine akute und chronische Entzündung etwa der Harnblase, der Nieren, der Leber und der Lunge. Zudem werden entzündliche Erkrankungen des Darms sowie der Blutgefäße zu den Organentzündungen gezählt. Die Symptome sind vielfältig. Wie bei allen Entzündungen im Körper lassen sich Organentzündungen mittels Blutanalyse durch erhöhte Entzündungswerte identifizieren, etwa über die Anzahl von Leukozyten (weiße Blutkörperchen) und die Blutsenkung. Die meisten Organentzündungen verursachen Schmerzen und ziehen andere Symptome nach sich wie etwa Schwellungen. Sind Ausscheidungsorgane direkt oder indirekt von einer Entzündung betroffen, wie das bei den Harnwegsorganen und dem Darm oft der Fall ist, können Blutbeimengungen im Urin oder im Stuhl vorkommen. Die Therapie von Organentzündungen ist stets individuell. Hausmittel können dabei helfen, das Immunsystem zu unterstützen oder zu entlasten, sowie die Abheilung von Entzündungen zu fördern.

Was Sie tun können

Anis-Fenchel Tee

Bei Entzündungen der Atemwege wie Husten ist die Mischung aus Anis- und Fenchelfrüchten durch deren antibakteriellen Eigenschaften sehr gut geeignet. Für 20 Portionen mischen Sie zerstoßene Fenchel- und Anisfrüche und füllen diese in eine Teedose. Zur Zubereitung einer Tasse Tee überbrühen Sie 1 TL der Mischung (2,5 g) mit heißem Wasser. 5 Minuten ziehen lassen, dann die Früchte absieben. Trinken Sie im Tagesverlauf 1-3 Tassen des ungesüßten Tees.

Utensilien, die gebraucht werden

Pro Mischung: jeweils 25 g getrocknete Anis- und Fenchelfrüchte, eine Teedose, ein Sieb.

❖ Hausmittel unterstützen die Abheilung von Organentzündungen.

Thymiantee

Bei entzündlichen Erkrankungen der Atemwege, die von Husten begleitet werden, gehört Thymiankraut zu den pflanzlichen Mitteln der ersten Wahl. Seine Inhaltsstoffe wirken keimhemmend, antientzündlich, schmerzlindernd, auswurffördernd und krampflösend. Überbrühen Sie das Kraut mit 150 ml heißem Wasser. 5 Minuten zugedeckt ziehen lassen, dann absieben und in kleinen Schlucken trinken. Täglich 3-4 Tassen einnehmen.

Utensilien, die gebraucht werden

Pro Portion: 2 g getrocknetes Thymiankraut.

Meerrettich-Honig

Meerrettich gehört zu der Gruppe der pflanzlichen Antibiotika und wird zur unterstützenden Therapie bei Organentzündungen, der Luftwege und der Harnwege, etwa bei Blasenentzündung eingesetzt. Verrühren Sie für eine Portion den frisch geriebenen Meerrettich mit 5 g Honig. Nehmen Sie die Mischung vorsichtig und langsam ein, denn der Meerrettich ist sehr scharf. Wiederholen Sie die Anwendung 2-mal täglich für maximal 1 Woche.

Utensilien, die gebraucht werden

Pro Portion: 10 g frischer Meerrettich, 5 g Honig.

Brennnesselkraut-Tee bei Blasenentzündung

Die oberirdischen Pflanzenteile der Brennnessel (Blätter, Stängel, Blüten) fördern die Abheilung bei Blasenentzündungen, wirken durchspülend und unterstützen das Immunsystem. Zusätzlich zum Brennnesselkraut-Tee ist es wichtig, mindestens 1,5 Liter Wasser zu trinken. Überbrühen Sie das Kraut mit 150 ml heißem Wasser. 10 Minuten zugedeckt ziehen lassen, dann absieben und in kleinen Schlucken trinken. Täglich, aber maximal 3 Wochen lang 3 Tassen einnehmen.

Utensilien, die gebraucht werden

Pro Portion: 1,5 g getrocknetes Brennnesselkraut.

Brennnesselwurzel-Tee bei Entzündungen einer gutartig vergrößerten Prostata

Die Wurzel der Brennnessel (Apothekenqualität) lindert nachweislich Entzündungen einer gutartig vergrößerten Prostatadrüse. Auch erhöhen ihre Inhaltsstoffe die Urinmenge beim Wasserlassen. Zur Verkleinerung der Prostata trägt die Wurzel aber nicht bei. Setzen Sie 1 g der Wurzel mit 150 ml kaltem Wasser in einem Topf an und bringen Sie den Ansatz für 1 Minute zum Kochen. Nehmen Sie den Topf vom Herd und lassen Sie den Tee 10 Minuten zugedeckt ziehen, dann absieben und in kleinen Schlucken trinken. Täglich 3 Tassen einnehmen.

Utensilien, die gebraucht werden

Pro Portion: 1 g getrocknete Brennnesselwurzel.

Mariendistel-Tee

Mariendistelfrüchte enthalten ein wirksames Inhaltsstoffgemisch, das Silymarin heißt und zur unterstützenden Therapie bei chronisch-entzündlichen Erkrankungen der Leber sowie bei Leberzirrhose im deutschsprachigen Raum auch als Fertigarzneimittel zugelassen ist. Als Hausmittel bei Entzündungen der Leber ist ein Tee aus Mariendistelfrüchten eine zusätzliche Option. Überbrühen Sie die angestoßenen Mariendistelfrüchte mit 150 ml heißem Wasser. 10 Minuten zugedeckt ziehen lassen, dann absieben und in kleinen Schlucken trinken. Täglich bis zu 4 Tassen vor den Mahlzeiten einnehmen.

Utensilien, die gebraucht werden

Pro Portion: 4 g Mariendistelfrüchte.

Apfelessig

Seit weit über 100 Jahren erfreut sich der Apfelessig ununterbrochener Beliebtheit. Traditionell kommt er bei Blasenentzündung und zur Erhaltung und Wiederherstellung eines gesunden Darms, etwa bei Candida- und andern Pilzen-Belastungen zum Einsatz. Trinken Sie (zusätzlich zur konventionellen Therapie) 1 EL Apfelessig in Wasser gelöst. Führen Sie die Anwendung kurweise durch, beispielsweise für 4 Wochen.

Utensilien, die gebraucht werden

Pro Portion: 10-12 g (1 EL) Apfelessig.

Leinsamen bei Darmentzündung

Eine Darmentzündung heißt fachsprachlich Enteritis und wird durch Keime ausgelöst. Zumeist geht eine Darmentzündung mit Durchfall und Bauchschmerzen einher. Eine typische Ursache für eine Darmentzündung ist eine Lebensmittelvergiftung. Leinsamen schützen die Schleimhäute und fördern die Abheilung. Verrühren Sie bis zu 3-mal täglich 1 EL der ganzen oder aufgebrochenen Leinsamen in 150 ml Wasser. So gelangen die Leinsamen ungehindert in Ihren Darm. Achtung! Wenden Sie keine Leinsamen bei akuten Chronisch-entzündlichen Darmerkrankungen an.

Utensilien, die gebraucht werden

Pro Portion: 10 g Leinsamen.

Brombeerblätter-Tee lindert Durchfall

Bei leichtem Durchfall als Folge eines Magen-Darminfekts helfen Brombeerblätter wunderbar. Sie enthalten Gerbstoffe, die zur Reizbeseitigung in Magen und Darm beitragen. Überbrühen Sie die getrockneten Blätter mit 150 ml heißem Wasser. 10 Minuten zugedeckt ziehen lassen, dann absieben und in kleinen Schlucken trinken. Täglich 3-4 Tassen einnehmen.

Utensilien, die gebraucht werden

Pro Portion: 1,5 g getrocknete Brombeerblätter.

Kräuterkissen gegen Entzündungen

Der Echte Salbei ist reich an keimhemmenden ätherischen Ölen, die über die Atemluft in die Blutbahn gelangen. Als traditionelles Heilmittel kann es zur allgemeinen Abheilungsunterstützung eingesetzt werden. Zur Anwendung im Nacken eignet sich ein kleines Kissen (etwa 25 x 25 cm) ohne Reißverschluss aus Naturfasern. Füllen Sie das Kissen mit 250 g getrockneten Salbeiblätter und nähen Sie das Kissen zu. Legen Sie das Kräuterkissen täglich für mehrere Stunden in Ihren Nacken oder als zusätzliches Kissen ins Bett. Wechseln Sie die Blätter nach spätestens 4 Wochen aus.

Utensilien, die gebraucht werden

250 g getrocknete Salbeiblätter, 1 Kissen aus Naturfasern.

Wann Sie zum Arzt sollten

Organentzündungen sind immer ärztlich und integrativ zu behandeln. Wenn sich die Symptome unter der bisherigen Behandlung binnen weniger Tage nicht bessern oder sich gar verschlimmern, sollten Sie nicht zögern, einen Arzt zu konsultieren. Immer wenn krampfartige Symptome einsetzen, Sie Husten mit Atemnot haben und bei jedweden neuen Symptomen sollten Sie schnell handeln.

Wie Sie vorbeugen können

- Kurieren Sie jede Organentzündung vollständig aus
- Um Atemwegsentzündungen vorzubeugen können Saunagänge mit ätherischen Ölen wie Eukalyptus helfen
- Zur Vorbeugung von Harnwegsinfekten sollten Sie stets viel Wasser trinken. Mindestens 1,5 Liter pro Tag. Zusätzlich können Cranberry-Säfte und Bärentraubenblättertee einer erneuten Infektion vorbeugen.
- Entzündlichen Erkrankungen der Leber, Galle und Bauchspeicheldrüse können Sie durch eine gesunde Lebensführung vorbeugen. Wenn Ihr BMI größer als 30 ist, entlasten Sie Ihre Organe langfristig durch eine Gewichtsreduktion.
- Für Männer gilt: Der tägliche Verzehr von durchschnittlich 10g Kürbiskerne einer Cucurbita pepo Spezialzüchtung kann der Vergrößerung der Prostata bis zu einem gewissen Grad vorbeugen.

❖ **Organentzündungen sind stets ärztlich zu behandeln.**

Gelenkentzündungen

Sind die Abwehrzellen aufgrund einer Entzündungsreaktion in den Gelenken aktiv, um Erreger oder Zelltrümmer aus Quetschungen oder bei Blutergüssen zu beseitigen, führt das zu den fünf klassischen Entzündungszeichen: Erwärmung, Rötung, Schmerz, Schwellung und schlechte Beweglichkeit. Gelenkentzündungen haben verschiedene Ursachen: Sie treten als Folge von Stürzen und Unfällen auf, bei Gelenkverschleiß (Arthrose), Gicht und bei Autoimmunerkrankungen (siehe Seite 90 ff). Außerdem können manche Infektionen wie die Borreliose oder Gefäßentzündungen zu Gelenkentzündungen führen. Am häufigsten betroffen sind die Gelenke der Knie, des Rückens sowie die der Fingergelenke, der Schultern und der Halswirbelsäule. Unterschieden werden zwischen akuten und chronischen Gelenkentzündungen. Eine akute Gelenkentzündung (Arthritis) tritt etwa als Folge eines Gichtanfalls auf oder durch das Aufflammen einer anderen rheumatischen Erkrankung. Chronische beziehungsweise dauerhafte Gelenkentzündungen sind ebenfalls häufig bei rheumatischen Erkrankungen wie die rheumatoide Arthritis oder Multiple Sklerose.

Was Sie tun können

Kühlkompresse

Kühlkompressen lindern Entzündungen, Schwellungen und Schmerzen der Gelenke. Legen Sie die Kühlkompresse in ein Gefrierfach, bis es kalt genug ist. Vor der Anwendung wickeln Sie ein dünnes Handtuch um die Kompresse und legen Sie es dann auf das entzündete Gelenk. Belassen Sie die Kompresse so lange auf dem Gelenk, bis sie sich erwärmt hat und legen sie diese anschließend wieder ins Gefrierfach, damit die Kompresse für die nächste Anwendung bereitsteht. Achtung! Legen Sie die Kühlkompresse nicht direkt auf die Haut, da es sonst die Haut so reizen kann, dass manchmal verbrennungsähnliche Symptome auftreten.

❖ **Kälte dient als Erste-Hilfe bei Gelenkentzündungen.**

Rheumatee

Bei chronischen Gelenkentzündungen trägt die regelmäßige Anwendung von antientzündlich wirkenden Heilpflanzen dazu bei, die Beschwerden zu lindern. Vermischen Sie alle Zutaten und bewahren Sie den Vorrat für 50 Portionen in einem dunklen Gefäß auf. Überbrühen Sie für eine Portion 2 TL der Mischung (2 g) mit 150 ml heißem Wasser. 10 Minuten zugedeckt ziehen lassen, dann absieben und in kleinen Schlucken trinken. Täglich 3-4 Tassen einnehmen.

Utensilien, die gebraucht werden

Pro Mischung: (jeweils getrocknet) 50 g Weidenrinde, 25 g Mädesüßblüten, 25 g Brennnesselkraut, 1 Teedose.

Anti-Schmerz Einreibung

Heilpflanzen wie die Brennnessel und Arnika lindern das Entzündungsgeschehen. Campher wirkt leicht schmerzstillend. Geben Sie getrocknete Kräuter, Blüten und den Campher in eine 500 ml Tropfflasche aus Braunglas und füllen Sie diese mit Alkohol auf. Lassen Sie den Ansatz 3 Wochen ziehen und schütteln Sie diesen täglich. Danach sieben Sie die Bestandteile durch ein engmaschiges Sieb ab und geben die fertige Tinktur in die Flasche. Fügen Sie einen Tropfeinsatz hinzu. Tragen Sie mehrmals täglich 10 Tropfen auf die betroffenen Gelenke auf.

Utensilien, die gebraucht werden

Pro Mischung: 30 g getrocknetes Brennnesselkraut, 20 g getrocknete Arnikablüten, 5 g Campher, 500 ml Alkohol (mind. 50 %), 1 Braunglasflasche mit Tropfeinsatz, 1 Sieb.

Arnikablüten-Spiritus

Extrakte aus Arnikablüten hemmen die Freisetzung von Entzündungsbotenstoffen und wirken leicht schmerzlindernd. Geben Sie die Blüten in eine 250 ml Braunglasflasche und füllen diese Sie mit dem Alkohol auf. Den Ansatz 4 Wochen ziehen lassen, täglich schütteln. Danach den Blüten durch ein Sieb abgießen und in die Braunglasflasche abfüllen, Tropfeinsatz hinzufügen. Tragen Sie mehrmals täglich 10-15 Tropfen der Tinktur auf die betroffene Stelle auf.

Utensilien, die gebraucht werden

Pro Ansatz: 25 g getrocknete Arnikablüten, 250 ml hochprozentiger Alkohol (mind. 50 %), 1 Braunglasflasche mit Tropfeinsatz, 1 Sieb.

Rosskastanien Paste zur Abschwellung

Rosskastaniensamen-Extrakte stärken die Körpergewebe von innen heraus und wirken abschwellend. Zerschneiden Sie die Samen und bringen diese mit 100 ml Wasser zum Kochen. Lassen Sie die Mischung so lange köcheln, bis ein fester Mus entsteht, dann abkühlen lassen. Streichen Sie den Mus 1 cm dick auf eine Kompresse und legen Sie diese auf das Gelenk. 1/2 Stunde einwirken lassen. Achtung! Nur auf unverletzter Haut anwenden.

Utensilien, die gebraucht werden

Pro Anwendung: 30 g getrocknete Rosskastaniensamen, 1 Kompresse.

Anti-Entzündungs-Beinwell-Salbe

Das Beinwellkraut wirkt entzündungshemmend, abschwellend und schmerzlindernd: Eigenschaften, die zur Linderung von Gelenkentzündungen bestens geeignet sind. Erhitzen Sie das Kraut auf geringer Flamme zusammen mit dem Kokosfett in einem kleinen Topf. 10 Minuten köcheln lassen, dann 2 Tage zugedeckt neben den Herd stellen. Am 3. Tag wird die Masse im Topf erneut erhitzt und anschließend durch ein Tuch oder ein engmaschiges Sieb in ein Salbengefäß gedrückt. Tragen Sie die Salbe bei Bedarf mehrmals täglich auf betroffene Gelenke auf.

Utensilien, die gebraucht werden

Für mehrere Anwendungen: 10 g getrocknetes Beinwellkraut, 250 g Kokosfett, Topf, engmaschiges Sieb oder Tuch, beschriftetes Salbengefäß.

Beinwell-Einreibung

Auch die Wurzeln des Beinwells verfügen wie das Kraut über antientzündliche Eigenschaften. Geben Sie die geschnittenen oder grob gepulverten Wurzeln in eine 250 ml Braunglasflasche und füllen Sie diese mit dem Alkohol auf. Den Ansatz 4 Wochen ziehen lassen, täglich schütteln. Danach die Wurzeln durch ein Sieb abgießen und die Mischung in die Braunglasflasche abfüllen. Einen Tropfeinsatz hinzufügen. Tragen Sie mehrmals täglich 10-15 Tropfen der Tinktur auf die betroffene Stelle auf.

Utensilien, die gebraucht werden

Pro Ansatz: 25 g getrocknete Beinwellwurzel, 250 ml hochprozentiger Alkohol (mind. 50 %), 1 Braunglasflasche mit Tropfeinsatz, 1 Sieb.

Weidenrinden-Tee bei Schmerzen und Entzündungen

Die Rinde der Weide speichert schmerzhemmende und antientzündliche Inhaltsstoffe. Da die Extrakte nicht die Magenschleimhaut angreifen, ist der Einsatz von Weidenrinden-Tee dauerhaft oder bei Bedarf zur Linderung von akuten und chronischen Gelenkentzündungen geeignet. Setzen Sie die Rinde mit 250 ml kaltem Wasser an und bringen Sie die Mischung zum Kochen. 5 Minuten zugedeckt ziehen lassen, dann absieben und trinken. Täglich 2-3 Tassen einnehmen.

Utensilien, die gebraucht werden

Pro Portion: 3 g getrocknete und geschnittene Weidenrinde.

Fasten

Insbesondere bei rheumatischen Erkrankungen sind die Wirkungen des Heilfastens gut untersucht. Mehr Informationen zum Ablauf und den Effekten finden Sie ab Seite 71.

Teufelskrallen-Tee

Die Extrakte der Teufelskrallenwurzel werden als Hausmittel und als Fertigarzneimittel schon lange erfolgreich zur Behandlung von Gelenkentzündungen eingesetzt. Die Anwendung als Tee hat allerdings einen kleinen Haken: Der Tee schmeckt extrem bitter. Wen das nicht stört, übergießt die Wurzel mit 150 ml heißem Wasser und lässt die Mischung 5 Minuten zugedeckt ziehen, dann absieben und trinken. Täglich 2-3 Tassen einnehmen. Achtung! Manchen Menschen schlägt der Tee auf den Magen. Es kann dann etwa zu Bauchschmerzen und Übelkeit kommen.

Utensilien, die gebraucht werden

Pro Portion: 1 g getrocknete Teufelskrallenwurzel.

Weißkohlblatt-Umschlag

Egal ob Arthrose, Gicht oder Rheuma: Ein Umschlag mit Weißkohlblättern ist ein beliebtes traditionelles Hausmittel. Legen Sie ein frisches Weißkohlblatt auf ein Geschirrhandtuch und quetschen Sie den Saft mit einer gereinigten Flasche oder einem Nudelholz aus. Das saftige Blatt wird nun auf das entzündete Gelenk gelegt. Befestigen Sie das Blatt mit einem Handtuch, einer Mullbinde oder einem Schlauchverband. Lassen Sie die Extrakte mehrere Stunden einwirken.

Utensilien, die gebraucht werden

Pro Anwendung: 1 junges Weißkohlblatt, 1 Geschirrhandtuch, 1 Nudelholz, 1 Verband.

Leinsamen-Umschlag

Ein Umschlag mit Leinsamen hilft ebenfalls prima bei Gelenkentzündungen. Kochen Sie die geschroteten Leinsamen mit 100 ml Wasser so lange, bis sie zu einer gelingen Masse werden. Geben Sie diese auf ein Tuch, legen Sie die Masse auf das Gelenk und befestigen Sie das Ganze. Mehrere Stunden einwirken lassen.

Utensilien, die gebraucht werden

Pro Anwendung: 30 g geschrotete Leinsamen, 1 Geschirrhandtuch, 1 Verband.

Wann Sie zum Arzt sollten

Ein Gelenk, das ganz plötzlich entzündet ist, sollte ärztlich behandelt werden. Das Gleiche gilt, wenn mehrere Gelenke gleichzeitig schmerzen oder der Schmerz wandernd oder springend ist. Halten Schmerzen in Ihren Gelenken, Gliedern oder Muskeln mehrere Tage an oder treten diese immer mal wieder auf, ist dies ebenfalls ein Grund einen Mediziner aufzusuchen. Auch bei folgenden Symptomen sollten Sie zum Arzt gehen: wenn normale Gelenkbewegungen zu einem schmerzhaften Schnappen führen, wenn Ihre Gelenke nach Inaktivität (1 Stunde oder länger) schmerzen, wenn weitere Symptome zu den Gelenkschmerzen hinzukommen wie Husten, Fieber oder Sehstörungen, wenn sich Ihre Beschwerden während einer Therapie nicht verbessern oder wenn sie sich verschlechtern.

Wie Sie vorbeugen können

- Führen Sie ein bewegtes Leben! Regelmäßige Spaziergänge, Qi-Gong und Rückengymnastik sind Beispiele dafür, die dafür sorgen, dass die Gelenkflüssigkeit ihre Wirkung voll entfalten kann. So bleiben Ihre Gelenke geschützt. Außerdem stärkt Bewegung die Knochen.
- Achten Sie auf Ihr Körpergewicht! Bei einem Normalgewicht müssen Ihre Gelenke weniger schwer tragen und bleiben länger gesund.
- Kochen für die Knochen: Vitamin-D-reiche Lebensmittel wie fetter Fisch stärken die Knochen. Auch das Sonnenlicht kurbelt die Vitamin-D-Produktion an. Grüne Gemüse wie Brokkoli und Grünkohl sind besonders kalziumreich.

❖ **Auch kalziumreiche Mineralwässer stärken die Knochen.**

Stille innere Entzündungen vorbeugen und natürlich behandeln

Eine stille Entzündung belastet den Körper, ohne dass Betroffene häufig etwas davon spüren, denn die typischen Entzündungszeichen fehlen zumeist. Mithilfe einfacher Hausmittel können Sie einen vorbeugenden Beitrag stiller Entzündungen leisten oder diese lindern.

Chronisch niederschwellige Entzündungen und Übersäuerung

Stille Entzündungen entwickeln sich mit der Zeit oft zu chronischen Erkrankungen und sind zunächst symptomlos. Unter dem Begriff »Übersäuerung« verstehen Mediziner einen gefährlichen Abfall des pH-Werts im Blut. Zudem können sich Säuren im Gewebe anreichern und den Säure-Basen-Haushalt stören. Besonders tückisch sind chronisch niederschwellige Entzündungen vor allem deshalb, weil Betroffene lange Zeit nichts von den schwelenden Feuern bemerken. Mit der Zeit entwickeln sich daraus jedoch häufig chronische Erkrankungen wie Diabetes und sie stehen im Verdacht bei der Entstehung von Gelenkschäden und Herzinfarkten ursächlich mitzuwirken. Niederschwellige Entzündungen stehen zudem in Verdacht an Erkrankungen wie Krebs, Depressionen und degenerativen Krankheiten wie Demenz beteiligt zu sein. Anders verhält es sich bei einer überhöhten Säurelast durch eine Mineralstoffverschiebung. Das Blut puffert natürlicherweise säurebildende Mineralstoffe wie Chlor, Phosphor und Schwefel ab, damit der pH-Wert des Blutes stabil bleibt. Eine akute Übersäuerung kann etwa begünstigt werden durch einen schlecht eingestellten Diabetes, Erkrankungen der Nieren, Durchfall oder durch Lungenerkrankungen. Eine Übersäuerung geht mit schweren und ärztlich zu behandelnden Symptomen einher. Atemnot und Herzrhythmusstörungen sind zwei Beispiele. Der Begriff »Übersäuerung« bedeutet im Volksmund oft etwas anderes. Es handelt sich um ein Ungleichgewicht zwischen Säuren und Basen: Ist der Körper nicht dazu in der Lage, die Säuren vollständig zu neutralisieren, reichern sie sich nach und nach im Gewebe an: Es kommt zu einer latenten, chronischen Übersäuerung, die anders als die akute Übersäuerung nicht lebensbedrohlich ist. Sie wird aber für zahlreiche Beschwerden wie zum Beispiel Entzündungen, Allergien, Bindegewebsveränderungen und psychische Beschwerden verantwortlich gesehen. Das Konzept der basischen Lebensweise ist weitestgehend mit einer antientzündlichen Ernährungsweise deckungsgleich und zielt auf Stressreduktion und gesundheitsförderliches Verhalten ab.

❖ **Die Forschung zu stillen Entzündungen ist hochaktuell.**

Was Sie tun können

Brennnessel-Tee-Kur

Das Kraut der Brennnessel enthält zahlreiche Mineralsalze wie Kalium und entzündungshemmende sowie durchspülende Eigenschaften. Um stillen Entzündungen vorzubeugen, eignen sich Brennnesseltees hervorragend. Übergießen Sie 1,5 g des Krauts mit 150 ml kochendem Wasser an. 10 Minuten zugedeckt ziehen lassen, dann absieben und langsam trinken. Täglich, aber maximal 3 Wochen lang 3 Tassen einnehmen.

Utensilien, die gebraucht werden

Pro Portion: 1,5 g getrocknetes Brennnesselkraut.

Zinnkraut-Tee

Zinnkraut wirkt durch seine großen Mengen an Kieselsäure und Flavonoiden basisch und kann Entzündungsneigungen im Bereich der Harnwege vorbeugen. Das sonderbar aussehende Kraut wirkt durchspülend und regt den Hautstoffwechsel an. Überbrühen Sie 1 g des Krauts mit 150 ml heißem Wasser. 10 Minuten zugedeckt ziehen lassen, dann absieben und trinken. Täglich für maximal 3 Wochen lang 3-6 Tassen einnehmen.

Utensilien, die gebraucht werden

Pro Portion: 1 g getrocknetes Zinnkraut.

Heidelbeerfrüchte bei beginnenden Durchblutungsstörungen

Heidelbeerfrüchte sind besonders reich an Antioxidantien und sie wirken leicht antiseptisch. Die Gesellschaft für Phytotherapie (ESCOP) empfiehlt den regelmäßigen Verzehr von Heidelbeerfrüchten bei leichten Durchblutungsstörungen im Auge und bei Krampfadern. Sie können die Heidelbeerfrüchte getrocknet oder frisch verzehren, pur oder mit anderen Speisen. Beachten Sie bitte, dass getrocknete Heidelbeeren leicht stopfend und die frische Variante die Verdauung fördern kann.

Utensilien, die gebraucht werden

Pro Tag: 20-60 g getrocknete oder 40-120 g frische Heidelbeeren.

Apfelessig für einen gesunden Mineralstoff-Haushalt

Obwohl Apfelessig einen sauren Geschmack besitzt, zählt es zu den »basisch« wirkenden Lebensmitteln. Es soll die Säurebildner in die Schranken weisen und wird traditionell zur Behandlung und Vorbeugung von Sodbrennen eingesetzt. Nehmen Sie täglich 1 Glas Wasser mit 1 EL Apfelessig ein.

Utensilien, die gebraucht werden

Pro Portion: 10-12 ml Apfelessig.

Gewichtsreduktion

Wenn Ihr Body-Mass-Index (BMI) größer als 30 ist, kann das starke Übergewicht dazu beitragen, dass Sie vermehrt niederschwellige Entzündungen entwickeln. Das gilt vor allem dann, wenn Sie zu einem hohen Fettanteil im Bauchbereich neigen. Durch eine nachhaltige Gewichtsreduktion können Sie vielen »Wohlstandserkrankungen« wie Diabetes vom Typ II und Gicht, aber auch der Entstehung von Herz-Kreislauf- und Gefäßerkrankungen vorbeugen. Zertifizierte Ernährungstherapeuten und Ernährungsmediziner unterstützen Sie auf Ihrem Weg dabei, dass krankhaftes Übergewicht dauerhaft abgebaut wird und damit zu einer besseren Gesundheit. Informationen und Adressen erhalten Sie bei Ihrer Krankenkasse. Ebenso wichtig wie die Gewichtsreduktion ist zudem Bewegung und sportliche Aktivität.

Blütenessig

Essige wie Weinessig und Apfelessig können das Stoffwechselgeschehen im Körper fördern. Lindenblüten hemmen die Produktion von Stressbotenstoffen und die Blüte der Schafgarbe mildert mögliche Entzündungen ab. Geben Sie die Blüten in eine beschriftete Flasche mit Schraubverschluss und füllen Sie diese mit 250 ml Weinessig auf. An einem sonnigen Ort auf der Fensterbank zwei Wochen ziehen lassen, täglich schütteln, dann Blüten absieben. Wenn Sie lieber getrocknete Blüten verwenden möchten, halbieren Sie die Menge. Der Blütenessig eignet sich für Salatsoßen oder zum Trinken im Mischungsverhältnis 1:10 in Wasser.

Utensilien, die gebraucht werden

Pro Ansatz: 250 ml Weinessig, 5 g frische Lindenblüten, 5 g frische Schafgarbenblüten.

Holunderblütenöl

Der Holunder gehört zu den wärmenden Heilpflanzen. Seine Blüten schmecken lecker und sie können vorbeugend zur Entstehung stiller Entzündungen zusammen mit hochwertigen Pflanzenölen eingesetzt werden. Geben Sie die frischen Blüten in eine beschriftete Breithals-Flasche mit Schraubverschluss. Füllen Sie diese mit 250 ml hochwertigem kalt gepressten Pflanzenöl, zum Beispiel aus Olive, Raps oder Walnuss auf. An einem kühlen Ort eine Woche ziehen lassen, gelegentlich schütteln, dann Blüten absieben. Verbrauchen Sie das Öl innerhalb des Öl-Ablaufdatums. Es eignet sich für kalte Speisen oder zum Verfeinern von warmen Gerichten, etwa über Pellkartoffeln.

Utensilien, die gebraucht werden

Pro Ansatz: 250 ml kalt gepresstes Pflanzenöl (Olive, Raps, Walnuss), 20 g frische Holunderblüten.

Kaffeekohle

Kaffeekohle kommt gerne zur Behandlung von Lebensmittelvergiftungen zum Einsatz, die sich durch Durchfall äußeren. Der schwarze Keimbinder reduziert aber auch Toxine im Körper ganz allgemein. Wenn Sie etwa das Gefühl haben, dass Ihre

Verdauung aus unerklärlichen Gründen aus dem Ruder läuft und Sie zu Durchfall neigen, kann Kaffeekohle Abhilfe verschaffen. Nehmen Sie für 3 Tage 2-mal täglich Kaffeekohle mit Wasser ein. Falls Sie andere Medikamente einnehmen (müssen), sollte der Zeitabstand zwischen den Einnahmen eine Stunde betragen.

Utensilien, die gebraucht werden

Pro Portion: 4 g Kaffeekohle.

Indische Flohsamenschalen

Die vorbeugenden und lindernden Wirkungen bei stillen Entzündungen der Indischen Flohsamenschalen basieren vorwiegend auf deren Quellvermögen. Sie eignen sich zur Unterstützung bei einem krankhaft erhöhten Cholesterinspiegel und sie sorgen im Dickdarm für die Bildung antientzündlich wirkender Fettsäuren. Um von den Wirkungen zu profitieren, nehmen Sie täglich zwischen 4 und 20 g der Schalen in Wasser oder milchfreien Speisen ein. Verwenden Sie nur Indische Flohsamenschalen mit Arzneimittelqualität wegen möglicher Verunreinigungen anderer Produkte. Falls Sie andere Arzneien einnehmen (müssen), sollte der Zeitabstand zwischen den Einnahmen eine Stunde betragen.

Utensilien, die gebraucht werden

Pro Portion: 4-8 g getrocknete Flohsamenschalen.

Wann Sie zum Arzt sollten

Wenn Sie sich ständig, aus unerklärbaren Gründen und über mehrere Wochen müde und kraftlos fühlen, sollten Sie ebenso wie bei nächtlichem Schwitzen einen Arzt konsultieren. Wenn Ihr Körper-Masseindex (BMI) größer als 25 ist und Sie an anderen Erkrankungen wie Bluthochdruck leiden, sprechen Sie Ihren Arzt darauf an. Bei einem BMI von über 30 sollten Sie generell mit Ihrem Arzt über mögliche Optionen der Gewichtsreduktion für Sie sprechen.

Wie Sie vorbeugen können

- Führen Sie regelmäßig Vorsorgeuntersuchungen durch.
- Bleiben Sie in Bewegung! Egal ob Spaziergänge oder Sport: Bewegung beugt stillen Entzündungen und Übergewicht vor, lindert beides und kann die Abheilung fördern.
- Machen Sie Pausen! Kleine Auszeiten und Stressreduktion tragen nicht nur zu entspannten Denkprozessen bei, sie bremsen auch die Gefahr der Entstehung stiller Entzündungen durch weniger Stresshormone.
- Halten Sie Ihr persönliches gesundes Wohlfühlgewicht.
- Ernähren Sie sich gut und vorwiegend pflanzlich. Wenn Sie nicht auf Fleisch verzichten mögen, ernähren Sie sich 1 bis 2 Tage pro Woche vegetarisch und verzehren Sie an 1 bis 2 Tagen pro Woche Fisch statt Fleischgerichte.
- Führen Sie eine vegane Mahlzeit pro Tag als festen Bestandteil in ihren Speiseplan ein. Das kann zum Beispiel Ihr Frühstück sein oder der regelmäßige Snack zwischendurch.
- Verschiedene Fastenmethoden stehen derzeit auf dem Prüfstand. Um stillen Entzündungen vorzubeugen, diese zu lindern und den Körper zu »Entschlacken« scheint Fasten ein probates Mittel zu sein (Seite 71). Dabei müssen Sie nicht per se auf Nahrung verzichten.

❖ Schon kleine Änderungen beugen stillen Entzündungen vor.

Gesunde Körperzellen

Gesunde Körperzellen sind wahre Wunderwerke der Evolution. Denn sie teilen sich nur, wenn körpereigene Proteine das Zellwachstum anregen, sogenannte Wachstumsfaktoren. Krebszellen etwa benötigen diese Faktoren nicht mehr. Auch reagieren gesunde Körperzellen auf hemmende Signale einwandfrei. Dadurch reguliert sich deren Vermehrung. Allerdings können sich gesunde Zellen (noch) nicht unbegrenzt oft vermehren und irgendwann verlieren sie ihre Funktion. Auch aus diesem Grund altert jedes Lebewesen im Laufe der Zeit. Ist eine Körperzelle beschädigt oder ihre Funktion beeinträchtigt, reagieren gesunde Zellen mit Selbstmord (Apoptose). Dadurch wird gewährleistet, dass nur intakte Zellen im Körper existieren. Die Erhaltung gesunder Körperzellen ist also an komplexe Regelmechanismen im Körper geknüpft, die man üblicherweise nicht wahrnimmt oder spürt. Hausmittel für gesunde Körperzellen tragen zur Gesunderhaltung der Zellen bei. Sie unterstützen dabei die körpereigenen Systeme bei der Abwehr von freien Radikalen und wirken antioxidativ, fördern die Anpassungsfähigkeit an Stresssituationen und können vielleicht sogar der Entstehung von Krebszellen vorbeugen.

Was Sie tun können

Ingwerknollen-Tee

Ob als Tee oder Gewürz: Die scharfe Ingwerknolle steckt voller heilsamer Inhaltsstoffe, die nachweislich entzündungshemmend wirken und über antioxidative Eigenschaften verfügen. Untersuchungen zeigten zudem, dass die Extrakte Krebszellen schädigen können, etwa Prostatakrebszellen. Überbrühen Sie die frische Knolle (Bio-Qualität) mit 150 ml heißem Wasser. 10 Minuten zugedeckt ziehen lassen, dann absieben und trinken. Täglich 2 Tassen trinken.

Utensilien, die gebraucht werden

Pro Portion: 1,5 g frischer Ingwerwurzelstock.

❖ **Ingwer schützt die Körperzellen vor freien Radikalen.**

Scharfes Ingwer-Kapuzinerkressen-Öl

Wer scharf schmeckende Gerichte liebt, für den ist dieses Speiseölrezept bestens geeignet. Durch seine hervorragende Fettsäurezusammensetzung sowie dessen antioxidative und antibakterielle Wirkungen eignet es sich für kalte Speisen hervorragend. Geben Sie den Wurzelstock und die Blüten in eine beschriftete Weithals-Flasche mit Schraubverschluss. Füllen Sie diese mit 250 ml Leinöl auf. An einem kühlen Ort eine Woche ziehen lassen, gelegentlich schütteln, dann Wurzelstock und Blüten absieben. Brauchen Sie das Öl innerhalb des Öl-Ablaufdatums auf.

Utensilien, die gebraucht werden

Pro Ansatz: 250 ml Leinöl, 20 g frischer, geschälter Ingwerwurzelstock, 10 g frische Kapuzinerkressenblüten.

Ginseng-Tinktur

Die Ginsengwurzel stärkt die Gesundheit der Körperzellen vor allem im Gehirn und kann darüber hinaus die Gedächtnisleistung und die körperliche Leistungsfähigkeit erhöhen. Geben Sie die Ginsengwurzel in eine Braunglasflasche und füllen diese Sie mit dem Alkohol auf. Den Ansatz 4 Wochen ziehen lassen, täglich schütteln. Danach den Ansatz durch ein Sieb gießen und in die Braunglasflasche abfüllen. Nehmen Sie 2-mal täglich 1 TL der Tinktur ein. Die Anwendung sollte regelmäßig und über 3

Monate erfolgen. Danach soll eine Anwendungspause für 2-3 Monate durchgeführt werden.

Utensilien, die gebraucht werden

Pro Ansatz: 10 g getrocknete Ginseng Wurzel, 100 ml hochprozentiger Alkohol (mind. 50 %).

Taigawurzel

Die Taigawurzel können Sie wie den Ginseng als Tinktur zubereiten und ebenso anwenden. Die gesundheitlichen Wirkungen der beiden Wurzeln sind vergleichbar.

Utensilien, die gebraucht werden

Pro Ansatz: 10 g getrocknete Taigawurzel, 100 ml hochprozentiger Alkohol (mind. 50 %).

Nüsse naschen

Nüsse, Kerne und Samen enthalten viel pflanzliches Eiweiß und sie enthalten oft Fettsäuren, die antientzündlich wirken. Wie so oft gilt bei Nüssen und Co. die Devise je abwechslungsreicher, desto besser. Besonders gut geeignet sind Walnüsse und Leinsamen. Auch Kürbiskerne, Paranüsse, Pistazien und Mohn verhelfen zu einer guten Gesundheit durch ihre überdurchschnittlich hohen Gehalte an Mineralien und Vitaminen.

Utensilien, die gebraucht werden

Pro Tag: 30 g Nüsse und Kerne.

Gemüse und Obst

Beim Gemüse und Obst gilt die Devise: Je bunter, desto besser. Denn die speziellen Zusammensetzungen sekundärer Pflanzenstoffe und anderer Vitalstoffe wie Vitamine sind in Gemüse und Obst einzigartig. Ob Kohl, Karotte und Kaki: Gemüse und Obst unterstützt die Zellgesundheit durch antioxidative Wirkungen auf zellulärer Ebene. Aber Vorsicht! Viel hilft nicht immer viel. Wenn Sie täglich 6 Portionen Obst (ca. 750 g) mit reichlich Antioxidantien verzehren, kann das körpereigene Radikalfänger-System dadurch geschädigt werden. Verzehren Sie hingegen 2 Portionen (rund 250 g) Obst täglich, unterstützen Sie Ihre Zellen durch die süßen Früchtchen. Gleiches gilt selbstverständlich für Gemüse und Salat.

Utensilien, die gebraucht werden

Pro Tag: 450 g Gemüse sowie Salat und 250 g Obst.

Schnelle Wechseldusche

Wechselduschen trainiert das Immunsystem und steigert die Zellgesundheit, denn die einfache Maßnahme fördert die Durchblutung bis in die entlegensten Winkel des Körpers. So werden die Zellen optimal mit Nährstoffen und Sauerstoff versorgt. Gleichzeitig können zelluläre Abfallprodukte besser und schneller »entsorgt« werden. Wenn Ihnen das Wechselduschen schwerfällt, starten Sie zunächst an Armen und Beinen. Ihr Körper gewöhnt sich so an die kalten Güsse. Nach einiger Zeit wird Ihnen die Ganzkörper-Wechseldusche leichter fallen. Duschen Sie zunächst 30 Sekunden unter kaltem Wasser. Anschließend werden 30 Sekunden mit warmem Wasser geduscht. Der letzte »Guss« über 30 Sekunden erfolgt immer mit kaltem Wasser.

Wann Sie zum Arzt sollten

Üblicherweise sind Menschen mit einem guten Gespür für die persönliche körperliche »Normalität« ausgestattet, etwa bei einer Erkältung, bei der die Lymphknoten anschwellen. Wenn Sie nach einem Zeitraum von 1-2 Wochen spüren, dass diese Normalität noch immer gestört ist, sollte ein Arzt aufgesucht werden.

Wie Sie vorbeugen können

- Sollten Sie rauchen, stoppen Sie diese Angewohnheit am besten sofort.
- Bewegung hält fit und fördert die Zellgesundheit. Sport trägt außerdem zu Bildung neuer Mitochondrien bei, den Kraftwerken der Zelle. Dadurch können Sie möglicherweise Alterungsprozesse in den Zellen verlangsamen.
- Betrachten Sie Alkohol als ein Genussmittel. Neue Langzeitstudien zeigen, dass auch ein maßvoller Umgang mit Alkohol der Gesundheit Schaden zufügt.
- Haben Sie ein Auge auf Ihr gesundes Körpergewicht und Ihre gesunde Ernährung.
- Ein Lebensstil ohne Daueranspannung und gesunder, ausreichender Schlaf trägt außerdem zu einer guten Zellgesundheit bei.

❖ Menschen haben oft gute Instinkte für die eigene Gesundheit.

Überaktives Immunsystem

Ein wichtiges Kennzeichen von Autoimmunerkrankungen wie Schuppenflechte und Morbus Chron ist ein überaktives Immunsystem. Dabei richten sich die körpereigenen Abwehrkräfte gegen jedes Gewebe und alle Organe. Aus diesem Grund fallen die Symptome ganz unterschiedlich aus. Eine Autoimmunerkrankung kann (noch) nicht ursächlich behandelt werden, sodass die Erkrankung Betroffene ein Leben lang begleitet. Behandelt werden Autoimmunerkrankungen üblicherweise mit Medikamenten oder im Falle der Zöliakie (chronische Glutenunverträglichkeit) durch eine Ernährungstherapie. Das Immunsystem kann aber auch in anderen Fällen überaktiv reagieren. Das ist etwa bei chronischem Stress der Fall. Denn das Gehirn und das Immunsystem tauschen sich permanent aus, etwa über Botenstoffe (Hormone). Das körpereigene Stresshormon Cortisol etwa, aktiviert das unspezifische Immunsystem. Die Abwehrzellen bilden wiederum selbst Botenstoffe wie Interleukine. Interleukine regeln die Arbeit der Abwehrzellen, sind aber auch dafür verantwortlich eine Infektion anzuzeigen. Als Folge steigt die Körpertemperatur leicht an, und man fühlt sich müde, schlapp und ist ohne Energie. Ist der Interleukinspiegel hingegen zu hoch, reguliert das Gehirn die Tätigkeit des Immunsystems herab. Das Problem: Auf Dauer gewinnen Stresshormone die Oberhand und das Immunsystem wird geschwächt. So haben es Entzündungen noch leichter Fuß zu fassen und sich auszubreiten. Auch negative Gefühle, können diesen Prozess befeuern, denn Untersuchungen am Menschen ergaben, dass Personen mit einer stabilen Grundzufriedenheit über mehr Killerzellen im Blut verfügen und so Keime und entartete Zellen besser identifiziert und eliminiert werden können. Etwas anders verhält sich der

Mechanismus bei Autoimmunerkrankungen. Besteht etwa ein Mangel an Cortison, kann das zu einer verstärkten Bildung von Botenstoffen im Blut führen, die sogenannte T-Abwehrzellen aktivieren und körpereigene Zellen angreifen. Es kommt also wie so oft auf eine gesunde Balance an, die bei Autoimmunerkrankungen nur bis zu einem gewissen Grad durch den Lebensstil und Hausmittel beeinflusst werden können.

❖ **Gefühle beeinflussen das Immunsystem.**

Was Sie tun können

Raumduft mit Weihrauchöl

Die entzündungshemmenden und schmerzlindernden Eigenschaften des Weihrauchharzes sind schon lange bekannt. Innerlich kommt es bei chronischen Gelenkentzündungen, rheumatischen Erkrankungen und Chronisch entzündlichen Darmerkrankungen zum Einsatz. Als Raumduft kann es zudem über eine Duftlampe verdampft werden und das Entzündungsgeschehen durch ein überaktives Immunsystem unterstützend lindern und die Abheilung fördern. Geben Sie in das Duftlampen-Schälchen 30-50 ml Wasser und topfen Sie das ätherische Weihrauchöl dazu. Atmen Sie die Düfte in Räumen ein, in denen Sie sich gerne aufhalten.

Utensilien, die gebraucht werden

Pro Anwendung: 5 Tropfen Weihrauchöl, 1 Duftlampe.

Raumduft mit Nelkenöl

Nelkenöl wird innerlich in der Zahnheilkunde eingesetzt. Es wirkt desinfizierend und eignet sich deshalb als Raumduft zur Vorbeugung, unterstützenden Linderung und Abheilungsförderung akuter und stiller Entzündungen. Wie Sie Nelkenöl richtig anwenden, erfahren Sie im Rezept »Raumduft mit Weihrauchöl«.

Utensilien, die gebraucht werden

Pro Anwendung: 3 Tropfen Nelkenöl, 1 Duftlampe.

Stärkender Rosenwurz-Melissentee

Die Wurzel der Rosenwurz unterstützt den Geist und den Körper dabei sich besser an Stresssituationen anzupassen. Es beeinflusst dabei das Immunsystem nicht, was bei Autoimmunerkrankungen wichtig ist. Die Blätter der Melisse schmecken lecker und lassen den Geist besser zur Ruhe kommen. Vermischen Sie die Wurzel der Rosenwurz und die Melissenblätter und bewahren Sie diese in einem dunklen Gefäß auf. Überbrühen Sie 1 TL der Mischung mit 250 ml heißem Wasser an. 10 Minuten zugedeckt ziehen lassen, dann absieben und trinken. Täglich 2 Tassen trinken.

Utensilien, die gebraucht werden

Für 50 Portionen: 60 g getrocknete Rosenwurzwurzel, 40 g getrocknete Melissenblätter.

Rosenwurz-Tinktur

Für mehr Energie und eine bessere Schlafqualität eignet sich die Rosenwurz-Tinktur hervorragend zur unterstützenden Behandlung bei Autoimmunerkrankungen und bei einem überaktiven Immunsystem durch zu viel Stress. Geben Sie die Rosenwurz-Wurzel in eine Braunglasflasche und füllen Sie diese mit dem Alkohol auf. Den Ansatz 4 Wochen ziehen lassen, täglich schütteln. Danach den Ansatz durch ein Sieb gießen und in die Braunglasflasche abfüllen. Nehmen Sie 2-mal täglich 1 TL der

Tinktur ein. Die Anwendung sollte regelmäßig und mindestens 4 Monate erfolgen.

Utensilien, die gebraucht werden

Pro Ansatz: 10 g getrocknete Rosenwurz-Wurzel, 100 ml hochprozentiger Alkohol (mind. 50 %), 1 Braunglasflasche.

Qi Gong

Qi Gong ist eine Mischung aus Bewegung, Konzentrationsübungen und Meditation. Es trägt zur Entspannungsförderung bei - ein wichtiger Baustein bei Autoimmunerkrankungen und einem überaktiven Immunsystem durch Stress. Viele Gesundheitszentren und Bildungseinrichtungen bieten Kurse an. Viele Übungen werden auch über das Internet publiziert.

Fichtenbad bei schmerzenden Gelenken, Muskeln und Nerven

Fichtenspitzen stecken voller ätherischer Öle, die einen leicht antiseptischen Effekt haben und die Durchblutung fördern. Es lindert Beschwerden bei rheumatischen Beschwerden und hilft auch bei Nervenschmerzen. Überbrühen Sie für ein Vollbad die Fichtenspitzen mit 2-3 Liter Wasser. 30 Minuten zugedeckt ruhen lassen, dann absieben. Lassen Sie parallel rund 100 Liter Wasser mit einer Temperatur von etwa 37 °C in Ihre Badewanne einlaufen. Baden Sie für rund 15 Minuten und ruhen Sie sich anschließend 15 bis 30 Minuten lang aus. Wiederholen Sie die Anwendung bei Bedarf mehrmals wöchentlich.

Utensilien, die gebraucht werden

Pro Vollbad: 250 g frische oder getrocknete Fichtenspitzen.

Fußbad mit Kiefernnadelöl bei Schmerzen in Füßen und Fußgelenken

Wenn Sie ein Fußbad mit Kiefernnadelöl durchführen, spüren Sie Wirkung am ehesten durch ein leichtes Kribbeln in den Füßen, denen sich ein angenehmes Wärmegefühl anschließt. Das ätherische Öl fördert die Durchblutung und verfügt über leicht antiseptische Wirkungen. Füllen Sie rund 5 Liter Wasser mit einer Temperatur von etwa 37 °C in eine kleine Wanne und geben Sie 5 ml eines reinen Kiefernnadelöls hinzu. Baden Sie Ihre Füße für 15 Minuten im Bad. Dabei sollten Ihre Fußgelenke vom Wasser bedeckt sein. Wiederholen Sie die Anwendung bei Bedarf mehrmals wöchentlich.

Utensilien, die gebraucht werden

Pro Anwendung: 5 ml Kiefernnadelöl, 1 kleine Kunststoffwanne.

Smoothie mit Flohsamenschalen

Flohsamenschalen fördern die Bildung entzündungshemmender Fettsäuren im Darm. Sie eigenen sich zur Vorbeugung oder zur Linderung eines überaktiven Immunsystems. Wenden Sie Flohsamenschalen jedoch NIEMALS bei akuten Entzündungen im Magen-Darmbereich an. Sie verschlimmern dann wie alle Ballaststoffe das Krankheitsgeschehen. Anwenden können Sie die Schalen in Wasser oder als Smoothie (keine Milch). Für die Herstellung des leckeren Smoothies pürieren Sie die Karotte, den Kohlrabi, den Apfel zusammen mit 100-150 ml Wasser. Zum Schluss die Flohsamenschalen hinzufügen und sofort trinken. Verwenden Sie nur Indische Flohsamenschalen mit Arzneimittelqualität wegen möglicher Verunreinigungen anderer Produkte. Falls Sie andere Arzneien einnehmen (müssen), sollte der Zeitabstand zwischen den Einnahmen eine Stunde betragen.

Utensilien, die gebraucht werden

Pro Portion: 1 geputzte Möhre, 1/2 geschälter Kohlrabi, 1/2 Apfel, 5 g getrocknete Flohsamenschalen, Mixer oder Pürierstab.

Gelbwurz-Drink

Um von den antientzündlichen Wirkungen der Gelbwurz profitieren zu können, muss der Wurzelstock mit Fett aufgenommen werden. Füllen Sie die Gelbwurz, das Öl, die Dickmilch und das Obst in ein hohes Gefäß und pürieren Sie die Mischung, bis es ein sämiges Getränk ergibt. Trinken Sie täglich eine Portion.

Utensilien, die gebraucht werden

Pro Portion: 2 g gepulverte oder 4 g frische Gelbwurz, 1 EL Leinöl, 150 ml Dickmilch oder pflanzliches Sauermilchprodukt, 1 Banane oder anderes Obst.

Sauermilchprodukte

Sauermilchprodukte unterscheiden sich von anderen Milchprodukten wie H-Milch, ESL-Milch (länger haltbare Milch), Fruchtjoghurts und Puddings dadurch, dass sie lebende Milchsäurebakterien enthalten. Regelmäßiger und täglicher Genuss von Sauermilchprodukten wirkt sich positiv auf die Gesundheit aus und unterstützt die natürliche Darmfunktion. Geeignet sind zum Beispiel Ayan, Buttermilch, Dickmilch, Kefir, Naturjoghurt und Quark. Ob ein Milchprodukt naturbelassen oder ultrahocherhitzt wurde, ist üblicherweise auf der Verpackung vermerkt.

Probiotika

Die Darmgesundheit wird immer öfter mit der Entstehung von Autoimmunerkrankungen wie Multiple Sklerose, Colitis ulcerosa und Schuppenflechte in Verbindung gebracht. Robuste

Milchsäurebakterien können die Passage des sauren Magensaftes überleben und stille sowie akute Entzündungen im Darm lindern und den Reiz beseitigen. Sie kommen natürlicherweise in fermentierten Lebensmitteln wie Sauerkraut vor, in Sauerteigbroten und in Sauermilchprodukten.

Juckreiz- und schmerzlindernde Einreibung mit Pfefferminzöl

Viele Autoimmunerkrankungen wie die Schuppenflechte oder Multiple Sklerose äußern sich durch einen Juckreiz. Bei anderen Krankheiten steht das Schmerzgeschehen im Vordergrund. Richtig angewendet lindert Pfefferminzöl beides. Geben Sie das Pfefferminzöl in eine Braunglasflasche und füllen Sie diese mit dem Öl auf. Tropfeinsatz aufsetzen, verschließen und gut schütteln. Geben Sie mehrmals täglich 20 Tropfen des Öls auf die betroffene Körperpartie.

Utensilien, die gebraucht werden

Pro Ansatz: 10 g Pfefferminzöl (Arzneimittelqualität), 100 ml Oliven-, Mandel- oder Hanföl, 1 Braunglasflasche mit Tropfeinsatz.

Vegane Ernährung bei Rheuma

Welchen Einfluss die Ernährung und insbesondere die Arachidonsäure bei entzündlichen Erkrankungen einnimmt, haben Sie in diesem Ratgeber ab Seite 56 erfahren. Um die Entzündungen in Schach zu halten, ist eine arachidonsäurearme Ernährungsweise (max. 50 mg Arachidonsäure pro Tag) für Rheumatiker generell empfehlenswert. Wenn Ihnen die Berechnungen »lästig« sind, legen Sie hin und wieder einen veganen Ernährungstag ein, denn pflanzliche Lebensmittel enthalten die Fettsäure allenfalls in Spuren. Es gibt Untersuchungen, dass akut aufflammende Entzündungen, wie etwa Multiple Sklerose,

Morbus Bechterew, rheumatoide Arthritis, Morbus Chron aber auch Fibromyalgie, durch die vegane Ernährungsweise gelindert werden können. Die Ernährung kann vorübergehend oder dauerhaft umgestellt werden. Bei Letzterem empfehle ich Ihnen, eine professionelle Ernährungsberatung einschließlich Nährwertaufklärung und -berechnung durchzuführen.

Weizen und andere glutenhaltige Speisen

In der Laienpresse und auf vielen Internetseiten werden Sie oft lesen, dass glutenhaltige Getreide wie Weizen, Roggen, Dinkel und Gerste generell eine schädliche Wirkung im Körper entfalten. Diese Aussage ist so nicht haltbar. Lediglich für Zöliakie-Betroffene ist Gluten wirklich schädlich. Gluten ist eine Eiweißverbindung, die bei Menschen mit Zöliakie Entzündungen im Darm verursachen kann. Dennoch ist nicht von der Hand zu weisen, dass einige Menschen von glutenhaltigen Lebensmitteln Beschwerden bekommen. Ob dies am Gluten liegt, oder an bestimmten Enzymen im Getreide, wird derzeit erforscht. Bei den Enzymen handelt es sich um sogenannte Amylase-Trypsin-Inhibitoren, kurz ATI´s. Bislang gibt es keine Langzeitstudie am Menschen, die belegt, dass Weizen und Co einen generell negativen Effekt auf die Gesundheit und auf die Entstehung sowie auf das Aufflammen von Autoimmunerkrankungen haben. Neuere Studien liefern sogar Hinweise, dass das Gegenteil der Fall ist. Seriöse Adressen zur Information finden Sie auf Seite 125 ff.

Hanföl für kalte Speisen

Hanföl weist für die menschliche Ernährung eine optimale Fettsäurezusammensetzung auf, wobei der Anteil der Omega 3 Fettsäure doppelt so hoch wie in Rapsöl ist. Dadurch verfügt das Öl über antientzündliche Effekte. Gleichzeitig ist der Gehalt an antioxidativem Vitamin E dreimal so hoch, wie in Rapsöl. Hanföl kann prima mit der Gelbwurz (Kurkuma) kombiniert werden. Allerdings darf das Öl nicht erhitzt werden, da die Fettsäuren ansonsten zerstört werden.

Utensilien, die gebraucht werden

Pro Tag: 1-2 EL in kalten Speisen.

Positive Glaubenssätze

Die Gedanken beeinflussen das Nervensystem, die Bildung von Hormonen und damit auch das Immunsystem - positiv wie negativ. Dauerstress, ein zu viel an negativen Gedanken aber auch ein Umfeld, dass Ihnen Ihre positive Energie entzieht, können das Immunsystem zu Überaktivität verleiten. Gezielte positive Glaubenssätze können hingegen dabei helfen, positive Signale zu transportieren. Aus einem Satz wie »Das kommt nie wieder in Ordnung!«, wird »Mit Ruhe erreiche ich meine gesundheitlichen Ziele.«

Lichttherapie

Licht beeinflusst den körperlichen Rhythmus und fördert die Bildung des Glückshormons Serotonin. Dass man sich an hellen, sonnigen Tagen besser gelaunt fühlt, ist also kein Mythos. Zur Behandlung der Schuppenflechte und Neurodermitis kommt seit einigen Jahren eine Form der Lichttherapie erfolgreich zum Einsatz, die Psoralen und UV-A Phototherapie (PUVA) heißt. Sie wird 2-3-mal wöchentlich angewendet, wobei unterschiedliche Entzündungszellen in der Haut gebremst werden. Die PUVA-Therapie kann in dermatologischen Zentren und zu Hause durchgeführt werden. Die Behandlungsdauer beträgt 5 bis 8 Wochen.

Utensilien, die gebraucht werden

PUVA-Bestrahlungsgerät.

Wann Sie zum Arzt sollten

Bei andauernden Bauchschmerzen, Fieber, Hautausschlag, Mundtrockenheit, Schmerzen in der Nierengegend, bei trockenen Augen, Gelenk- und Muskelschmerzen, Schuppen und bei Juckreiz, sollten Sie einen Mediziner konsultieren. Sollten Sie Blut im Stuhl und/ oder im Urin bemerken, sollten Sie umgehend einen Arzt aufsuchen.

Wie Sie vorbeugen können

- Versuchen Sie möglich gute Umweltbedingungen zu schaffen. Umweltfaktoren haben einen Einfluss auf die Entstehung und die Ausprägung von Autoimmunerkrankungen.
- Leben Sie so entspannt und gesund wie möglich! Stress, eine ungesunde Ernährungsweise und bestimmte Arzneimittel können ebenso wie Infektionen das Immunsystem überaktiv werden lassen.

❖ **Die Lichttherapie kommt bei Schuppenflechte zum Einsatz.**

Adressen

Carstens-Stiftung: Natur und Medizin e.V.
Am Deimelsberg 36, 45276 Essen
https://www.naturundmedizin.de

Naturheilkunde: Immanuel Krankenhaus Berlin
Am Kleinen Wannsee 5D, 14109 Berlin
http://naturheilkunde.immanuel.de/home/

Kompetenzzentrum für Komplementärmedizin und Naturheilkunde
Kaiserstr. 9 80801 München
https://www.kokonat.med.tum.de

Kneippakademie
Adolf-Scholz-Allee 6-8 86825 Bad Wörishofen
https://www.kneippakademie.de

Deutsche Morbus Chron/ Colitis ulcerosa Vereinigung
Inselstraße 1 10179 Berlin
https://www.dccv.de

Deutsche Rheuma-Liga
Maximiliastraße 14 53111 Bonn
https://www.rheuma-liga.de/startseite/

Deutsche Zöliakie-Gesellschaft e.V.
Kupferstr. 36 70565 Stuttgart
https://www.dzg-online.de

Deutscher Allergie- und Asthmabund e.V. (DAAB)
An der Eickesmühle 15-19 41238 Mönchengladbach
https://www.daab.de

Verband für Ernährung und Diätetik e.V. (VFED)
Eupener Str. 128 52066 Aachen
https://www.vfed.de/de/

Deutsche Gesellschaft für Ernährung e.V. (DGE)
Godesberger Allee 18 60 53175 Bonn
https://www.dge.de

Über die Autorin

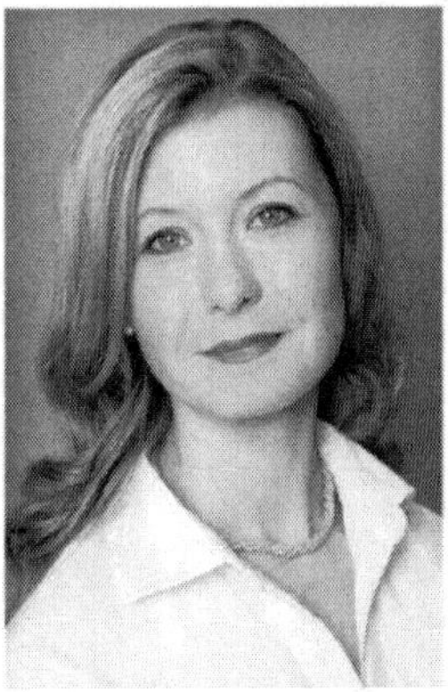

Die Autorin Dr. rer. medic. Nadine Berling absolvierte das Studium der Ökotrophologie in Osnabrück und Kathmandu (Nepal) von 2000 bis 2004 nachdem sie mehrere Jahre in der pharmazeutischen Branche tätig war. Zwischen 2005 und 2008 promovierte sie in theoretischer Medizin über Tibetische Medizin an der Humboldt Universität zu Berlin. Die Durchführung ihrer Forschungstätigkeit erfolgte in Nord-Indien und Nepal. Seit 2008 arbeitet Nadine Berling als Autorin zu Ernährung, Medizin und Heilpflanzen. Ihre Fachbücher, Patientenratgeber und Artikel werden international gelesen und in andere Sprachen übersetzt. Parallel arbeitet Nadine Berling als zertifizierte Ernährungstherapeutin (VFED). In der Einzeltherapie unterstützt sie Menschen mit essgestörtem Verhalten, Autoimmunerkrankungen, Lebensmittelallergien und Unverträglichkeiten gegenüber Nahrungsmitteln. Querdenken und das Verknüpfen von Wissen aus Ernährung, Medizin, Pharmazie und Kommunikation stellen wichtige Aufgaben ihrer interdisziplinären Arbeit dar. Dieses Wissen gibt sie im Rahmen von Vorträgen und Seminaren an Ernährungsfachkräfte, Mediziner-Innen und andere Berufsgruppen aus Medizin und Pflege weiter. Weitere Infos: http://berling-aumann.de.

Hinweis: Das vorliegende Buch wurde sorgfältig erarbeitet. Dennoch erfolgen alle Angaben ohne Gewähr. Weder Autorin noch Verlag können für eventuelle Nachteile oder Schäden, die aus den im Buch vorgestellten Informationen resultieren, eine Haftung übernehmen.

Bildnachweise

Teetasse im Vorwort: Pixabay/Marina Pershina
Beinwell: Pixabay/LeneA
Brennnessel: Pixabay/MabelAmber
Eukalyptus: Pixabay/sbaynham
Fenchel: Pixabay/Babs Müller (BabaMu)
Flohkraut: Pixabay/ Laszlo Bartucz
Gelbwurz-Arten: Pixabay/tamanna_rumee
Ginseng: Pixabay/whaltns17
Heidelbeere: Pixabay/Tarmo Untinen
Ingwer: Pixabay/ Joseph Mucira
Kamille: Pixabay/_Alicja_
Katzenkralle: freepik.com, User jcomp
Knoblauch: Pixabay/stevepb
Mariendistel: Pixabay/anncapictures
Myrrhe: Pixabay/Leo_65
Teufelskralle: Pixabay/Hans Braxmeier
Weide: Pixabay/Peter H
Weihrauch: Pixabay/xbqs42

Alle anderen Bilder stammen von Dr. Nadine Berling. Die Bilder von Dr. Nadine Berling sind urheberrechtlich geschützt. Jegliche Verwendung bedarf der expliziten Genehmigung durch die Autorin.

WEITERE RATGEBER BEI FRANZIUS

»Das Handbuch der ketogenen Ernährung «
von Fabrizio P. Calderaro

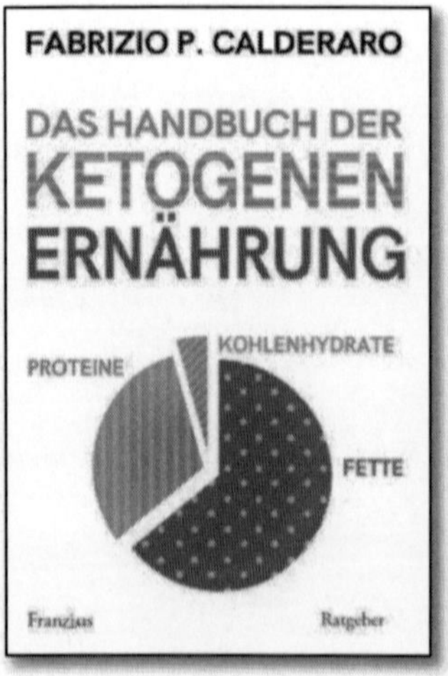

Die ketogene Ernährung ist populärer denn je – aus einem bestimmten Grund! Verwandelt diese Ernährungsform unseren Organismus doch in eine Fettverbrennungsmaschine und bekämpft dabei gleichzeitig auf eindrucksvolle Weise die größten Volkskrankheiten wie Arteriosklerose, Bluthochdruck, Diabetes mellitus, Adipositas und anderes. Die Tatsache, dass unser Organismus zur Ketogenese fähig ist, hat unseren Vorfahren in der evolutionsgeschichtlichen Entwicklung das Überleben gesichert. Deshalb muss Ketose als ein absolut physiologischer Vorgang verstanden werden. Dieses Buch liefert dem Leser nicht nur ausführliche Hintergrundinformationen, sondern geht auch auf Besonderheiten und wissenschaftliche Aspekte der Ketose ein. Es schafft so ein komplexes Verständnis des Themas und erleichtert den Weg zu einer umfassenden, selbstständigen und erfolgreichen Ernährungsumstellung.
Taschenbuch, ca. 280 Seiten
ISBN: 978-3-96050-071-1

»KETOGA - Ketogenen Ernährung und Yoga«
von Fabrizio P. Calderaro
Taschenbuch, ca. 348 Seiten, ISBN: 978-3-96050-120-6

»Increase your Energy: Mehr Gesundheit, Erfolg und Glück« von Frederick Dodson (Deutsche Erstausgabe)
Taschenbuch A5, ca 292 Seiten, ISBN: 978-3-96050-136-7
Aus dem Englischen übersetzt von Petra Liermann

»Magnetic Wealth Attraction – Sei ein Magnet für Wohlstand, Überfluss und Fülle« von Frederick Dodson (Deutsche Erstausgabe)
Taschenbuch A5, ca 144 Seiten
Aus dem Englischen übersetzt von Petra Liermann
ISBN: 978-3-96050-180-0

»Grenzenlos – Wie man seine Berufung findet und mit drei weiteren essentiellen Faktoren die individuelle Balance schafft, um im völligen Einklang mit dem eigenen Leben zu sein« von Laura Gassner Otting (Deutsche Erstausgabe)
ca. 150 Seiten, aus dem Englischen übersetzt vom Franzius Verlag
Hardcover A5, ISBN: 978-3-96050-197-8
Softcover A5, ISBN: 978-3-96050-192-3

»Enneagramm und Hochsensibilität - Die neun Persönlichkeitstypen und ihr Entwicklungspotenzial« von Dr. Marianne Skarics
Taschenbuch, ca. 340 Seiten
ISBN: 978-3-96050-170-1

»Nicht offensichtliche MEGATRENDS – Wie man erkennt, was andere übersehen, und die Zukunft vorhersagt« von Rohit Bhargava (Deutsche Erstausgabe)
ca 300 Seiten
Aus dem Englischen übersetzt vom Franzius Verlag
Hardcover A5, ISBN: 978-3-96050-198-5
Softcover A5, ISBN: 978-3-96050-091-9

»Wenn Millennials übernehmen - Bereiten Sie sich auf die amüsant einfache Geschäftswelt der Zukunft vor« von Jamie Notter und Maddie Grant (Deutsche Erstausgabe)«
ca 240 Seiten, aus dem Englischen übersetzt vom Franzius Verlag
Hardcover A5, ISBN: 978-3-96050-208-1
Softcover A5, ISBN: 978-3-96050-206-7

200 Ratgeber oder dieser – Die Essenz aus über 200 Ratgeber-Bestsellern zu den Themen: Glück, Gelassenheit, Gesundheit, Schlaf, Ernährung, Stress, Bewegung, Zeitmanagement, Kommunikation, Beziehungen, Erziehung und Finanzen. Mit Literaturtipps!«
Von Florian Hartnack
ca. 200 Seiten
Hardcover A5, ISBN: 978-3-96050-218-0
Softcover A5, ISBN: 978-3-96050-217-3

»Eine Seele in zwei Körpern – Der Weg der Dualseelen in eine glückliche Beziehung« von Petra Liermann
Taschenbuch, ca 230 Seiten
ISBN: 978-3-96050-118-3

»Eine glückliche Seele in zwei Körpern Dualseele 2.0« von Petra Liermann
Taschenbuch, ca 108 Seiten
ISBN: 978-3-96050-178-7

»Weiblichkeit leben – Zurück in die Steinzeit oder vorwärts in ein neues Leben« von Petra Liermann
Taschenbuch, 116 Seiten
ISBN: 978-3-96050-067-4

»2021 Wer wir sind, wo wir stehen und wohin wir gehen« von Petra Liermann
Taschenbuch, 80 Seiten
ISBN: 978-3-945509-31-9

»Elternratgeber – Kinder selbstbewusst begleiten – Wie Eltern die Cop&Paste-Falle vermeiden« von Yngra Wieland
Taschenbuch, 209 Seiten
ISBN: 978-3-96050-017-9